O Tao da Respiração Natural

DENNIS LEWIS

O TAO DA RESPIRAÇÃO NATURAL

PARA A SAÚDE, O BEM-ESTAR E O CRESCIMENTO INTERIOR

Prefácio
MESTRE MANTAK CHIA

Ilustrações
JUAN LI

Tradução
MARTA ROSAS

EDITORA PENSAMENTO
São Paulo

Título do original:
The Tao of Natural Breathing
For Health, Well-Being and Inner Growth

A tradução de Lao Tzu na página 9 é reprodução do *Tao-Te-King*, de Lao Tzu, tradução de Feng para o inglês, copyright © 1972 Gia-fu Fenf e Jane English. Reproduzida com permissão de Alfred A. Knopf Inc.

As traduções de LaoTzu nas pp. 21 e 111 são reproduções de *The Complete Works of Lao Tzu* de Ni, Hua Ching. Reproduzidas com permissão da Seven Star Communications, 1996. A tradução de Lao Tzu na pág. 84 é reprodução de *Tao-Te King*, de Lao Tzu, tradução de Victor H. Mair. Reproduzido com permissão da Bantam Books. O trecho de Tzu Kuo Shih na p. 85 é reprodução de *Qi Gong Therapy: The Chinese Art of Healing with Energy*, de Tzu Kuo Shih. Reproduzida com permissão de Station Hill Press.

As traduções de Chuang Tzu nas pp. 99 e 114 são reproduções de *Basic Writings of Chuang Tzu*, publicado por Burton Watson, copyright © 1964 Columbia University Press. Reproduzida com permissão do editor.

ADVERTÊNCIA

Os exercícios deste livro não substituem os serviços do seu médico nem se destinam a ser um tratamento médico alternativo. O livro não apresenta diagnósticos ou tratamento para qualquer problema específico de saúde que você possa ter. Nos casos em que ele sugere a possível utilização de certos exercícios com relação a determinadas doenças ou sintomas, o faz unicamente com propósitos educacionais — seja para explorar o possível relacionamento da respiração natural com a saúde, seja para expor ao leitor abordagens alternativas de cura nas outras tradições, especialmente a tradição taoísta chinesa. Os exercícios de respiração apresentados neste livro são extremamente suaves e, se executados como são descritos, devem ser benéficos para a saúde física e psicológica geral. No entanto, se você tem um problema de saúde ou psicológico grave, como uma doença cardíaca, pressão arterial alta, câncer, doença mental ou se fez recentemente cirurgia abdominal ou torácica, você deve consultar seu médico antes de praticar qualquer desses exercícios.

Edição	Ano
1-2-3-4-5-6-7-8-9	99-00-01-02-03

Direitos de tradução para a língua portuguesa
adquiridos com exclusividade pela
EDITORA PENSAMENTO LTDA.
Rua Dr. Mário Vicente, 374 — 04270-000 — São Paulo, SP
Fone: 272-1399 — Fax: 272-4770
E-MAIL: pensamento@snet.com.br
http://www.pensamento-cultrix.com.br
que se reserva a propriedade literária desta tradução.

Impresso em nossas oficinas gráficas.

A meu filho, Benoit, que, desde o momento em que nasceu, me inspira sempre a continuar aprendendo e crescendo.

E, com a mais profunda gratidão, a *Lord* John Pentland, meu professor primário, que, além de eminente líder da Obra de Gurdjieff nos Estados Unidos até sua morte em 1984, foi também quem me ensinou a pensar a partir da perspectiva e da sensação da plenitude; a Jean Klein, mestra do Advaita Vedanta, que me ajudou a entender que o amor e a consciência estão no âmago do ser; e a Mantak Chia, o mestre taoísta que trouxe o Tao da Cura para os Estados Unidos e que, juntamente com Gilles Marin, mestre de Chi Nei Tsang, me mostrou que o dom da cura — o poder de criação da própria vida — está em todos nós.

Sumário

Esvazie-se de tudo.
Deixe a mente repousar.
As dez mil coisas vêm e vão enquanto o Eu observa a sua volta.
Elas crescem e florescem e então voltam à fonte.
Voltar à fonte é serenidade, e assim é o caminho da natureza...

Lao Tzu, *Tao Te King*

Apresentação

O interesse do público em geral pela relação da respiração com a saúde e o desenvolvimento espiritual parece crescer a cada dia. Infelizmente, poucas das pessoas que fazem experiências com a respiração compreendem a importância da "respiração natural". Esta é espontânea e envolve todo o corpo: é aquele tipo de respiração que se observa em um bebê ou em uma criança de pouca idade. Em vez de procurar respirar naturalmente, muitas pessoas se propõem a adotar complicadas técnicas respiratórias sem corrigir seus hábitos respiratórios prejudiciais. Esses hábitos não estão em harmonia com as leis psicológicas e fisiológicas da mente e do corpo. Eles não estão em harmonia com o Tao.

A respiração natural é parte integrante do Tao. Há milhares de anos, os mestres taoístas a vêm ensinando a seus discípulos por intermédio do chi kung, do tai chi e de várias outras artes e ciências da meditação e da cura. Por meio da respiração natural, adquirimos as condições de conservar a saúde como um todo. Conseguimos melhorar o funcionamento e a eficiência do coração, dos pulmões e de outros sistemas e órgãos internos. Conseguimos equilibrar melhor nossas emoções. Conseguimos transformar o *stress* e a negatividade em energia necessária para a autocura e o desenvolvimento pessoal. E nos tornamos mais capazes de extrair e absorver a energia de que necessitamos para o crescimento e a independência espiritual.

Muitos livros sobre respiração têm sido publicados ao longo dos últimos anos. Entretanto, nenhum deles abordou com tanta profundidade o significado, a prática e os benefícios da respiração natural quanto esta importante obra de Dennis Lewis. Baseado em seus minuciosos estudos e pesquisas acerca de várias tradições e disciplinas, inclusive o Tao da Cura, Lewis reúne em um só livro o ponto de vista psicossomático, o conhecimento científico e as práticas vitais que poderão nos ajudar a descobrir o poder da respiração natural para rejuvenescer e transformar nossa vida.

O Tao da Respiração Natural contribui imensamente para a compreensão de quanto a maneira de respirar influencia nossa vida. Qualquer que seja seu grau de experiência, os leitores vão adquirir uma nova percepção de seus próprios hábitos de respiração e da forma pela qual esses hábitos muitas vezes minam sua saúde e seu bem-estar. Compreenderão que a respiração natural, autêntica, depende menos do aprendizado de novas técnicas respiratórias do que daquilo que Lewis chama de "reeducação" de nossa percepção interior. Essa reeducação, que requer um aprendizado de como sentir as estruturas e energias mais profundas do corpo e da mente, está intimamente associada à abordagem taoísta da cura e do desenvolvimento espiritual.

MESTRE MANTAK CHIA
O Tao Internacional da Cura
Chiang Mai, Tailândia

Prefácio

William Blake escreveu: "Há uma fratura em tudo que foi criado por Deus." No meu caso, essa fratura — a brecha por onde algo novo e mais significativo pode entrar na vida — tornou-se particularmente visível em 1990, quando me vi física, emocional e espiritualmente exausto, sentindo uma pontada constante do lado direito do peito. Eu havia acabado de enfrentar uma forte tensão causada pelo processo de venda de minha agência de relações públicas a uma conhecida empresa inglesa, esforçando-me para aumentar o preço de venda da empresa trabalhando por dois anos sob a direção dos novos proprietários. Embora por muito tempo eu tivesse sofrido de distúrbios abdominais crônicos, tendo inclusive recebido um diagnóstico de colite alguns anos antes, essa dor era diferente. Fui a médicos, massoterapeutas e a vários profissionais de trabalho corporal, mas nada deu resultado. Foi nesse período que conheci Gilles Marin, discípulo do mestre taoísta Mantak Chia e professor e praticante de Chi Nei Tsang (CNT), método taoísta de cura que faz uso da massagem dos órgãos internos através do chi e do trabalho com a respiração para eliminar do organismo as tensões e energias não-saudáveis.

Quando Gilles pôs as mãos no meu abdômen e começou a massagear meus órgãos e tecidos internos, pedindo-me que levasse a respiração até partes de mim mesmo que eu jamais havia sentido respirando, eu não tinha a menor idéia da incrível jornada de descoberta que estava iniciando ali. Apesar de Gilles me haver dito que o CNT fazia parte de um sistema mais amplo de práticas curativas e espirituais chamado "Tao da Cura", fundado pelo Mestre Chia, minha preocupação imediata era simplesmente livrar-me da dor. Eu tinha minhas próprias práticas espirituais; só precisava curar-me.

Cura... uma palavra sobre a qual eu não havia refletido muito profundamente em minha vida. Mas, à medida que Gilles passou a trabalhar mais intensivamente comigo — e que foi ficando cada vez mais claro que o processo de cura dependia em grande parte de minha própria conscientização interior —, fui começando a entender por que as expressões inglesas equivalentes a "curar" e "tornar pleno, inteiro" têm a mesma etimologia. Embora depois de um certo número de sessões a dor física tivesse desaparecido e eu me sentisse mais vivo, uma dor mais profunda, psíquica, começou a emergir — a dor de reconhecer que, apesar de todos os esforços que eu fizera ao longo de tantos anos para atingir o autoconhecimento e a autotransformação, só conseguira me abrir a uma pequena porção da ampla gama de energias físicas, emocionais e espirituais disponíveis a todo instante para cada um de nós. À medida que Gilles continuou o trabalho comigo e que minha respiração começou a penetrar em mim mesmo mais profundamente, comecei a sentir cada uma das camadas de tensão, raiva, medo e tristeza que ressoavam no meu abdômen e que estavam abaixo do nível de minha assim chamada consciência de vigília. Elas consumiam as energias que eu necessitava não só para a saúde, mas também para um real compromisso com a vida. E, por mais dolorosa que fosse, essa sensação profunda, concentrada bem no âmago de meu ser, trouxe com ela uma abertura não apenas dos tecidos que compõem o meu abdômen, mas também das minhas mais íntimas atitudes diante de mim mesmo — a dor era as minhas boas-vindas a fragmentos até então inconscientes que havia dentro de mim e que se transformavam numa nova sensação de descoberta, de plenitude e de crescimento interior.

Eu logo percebi que o Chi Nei Tsang — pela sua capacidade de penetrar em minhas energias físicas e emocionais pelo toque e pelo trabalho de respiração — proporcionava uma via de acesso direto para a cura entrar em mim. Enquanto eu aprendia a respeito desse sistema através do efeito que ele exercia sobre mim, comecei a tomar aulas com Gilles e até a aplicar algumas das técnicas em meus amigos. De repente me vi estudando práticas de cura e chi kung, muitas das quais envolviam também práticas especiais de respiração, aprendidas, entre outros mestres do Tao da Cura, com o Mestre Chia. Depois de mais de um ano de aulas de CNT e muitas horas de prática clínica, fui examinado pelo Mestre Chia e ganhei dele um certificado que me habilitava a praticar o CNT profissionalmente. E depois de muitas aulas e retiros de Tao da Cura, além de intensivo trabalho em mim mesmo, ganhei outro certificado do Mestre Chia para ensinar algumas das práticas do Tao da Cura. Desde então, tenho realizado o trabalho de Chi Nei Tsang com meus próprios clientes e com os pacientes de uma clínica de medicina chinesa em São Francisco. Além disso, venho lecionando o Tao da Cura, com ênfase na respiração, em aulas regulares e seminários.

Em decorrência do meu trabalho com o Tao da Cura e com outros ensinamentos (como o Trabalho de Gurdjieff e o Advaita Vedanta), dois fatos ficaram muito claros para mim no que se refere à relação da respiração com a saúde e com o crescimento interior. Primeiro: nossos maus hábitos respiratórios provêm não só de nossa ignorância a respeito do elemento psicossomático, de nossa falta de consciência orgânica, mas também da necessidade inconsciente de ter um amortecedor que nos impeça de perceber e sentir a realidade dos medos e contradições mais profundos que nos afligem. Não há a menor dúvida de que *a respiração superficial provoca uma experiência superficial de nós mesmos.* Segundo: se fôssemos capazes de respirar "naturalmente", nem que apenas numa pequena percentagem das mais de 15 mil inspirações que fazemos a cada dia, estaríamos dando um passo gigantesco rumo à prevenção de vários dos problemas físicos e psicológicos que se tornaram endêmicos na vida moderna, e também rumo ao nosso próprio crescimento interior — o crescimento da consciência de quem realmente somos, do nosso ser essencial. Espero que as idéias e práticas apresentadas neste livro contribuam para tornar isso possível.

Introdução

Um milagre e uma advertência

O processo de respiração, o movimento fundamental de inspiração e expiração, é um dos grandes milagres da existência. Ele não apenas libera as energias da vida, como também fornece uma passagem para que a cura possa penetrar nos mais profundos recessos do ser. Inspirar profundamente é o mesmo que encher-se de energia de vida, inspirar-se; expirar profundamente é esvaziar-se, abrir-se ao desconhecido, expirar. É por meio de uma tomada de consciência dos ritmos eternamente mutáveis desse processo primordial que começamos a despertar nosso mais profundo poder de cura: a energia da plenitude.

Respirar é viver. Respirar profundamente é viver profundamente, manifestar — em toda a sua força e totalidade — o nosso potencial nato de vitalidade em tudo o que percebemos, sentimos, pensamos e fazemos. Infelizmente, poucas pessoas respiram profundamente. Perdemos a capacidade de "respirar naturalmente", algo que tínhamos quando éramos bebês e criancinhas. Nossa respiração superficial crônica reduz a capacidade operacional do sistema respiratório a apenas um terço de seu potencial, diminuindo a troca de gases e, por conseguinte, a produção celular de energia. Ela nos priva dos muitos efeitos saudáveis que a respiração natural exerceria sobre nossos órgãos internos; isola-nos de nossos verdadeiros sentimentos e promove a desarmonia, o mal-estar e a doença em todos os níveis da nossa vida.

O que é a respiração natural? Como poderia esse tipo de respiração transformar a nossa vida e a nossa saúde? Para responder a essas perguntas, é preciso submeter-se a um estudo respiratório experimental no laboratório do corpo. É preciso perceber pessoalmente o quanto a respiração se associa intimamente não apenas à nossa energia, mas também a cada aspecto do ser — desde a saúde dos nossos tecidos, órgãos, ossos, músculos, hormônios e sangue até a qualidade e a amplitude dos pensamentos, atitudes, emoções e consciência. Temos de começar a compreender a imensa influência que a respiração exerce sobre nós, tanto no sentido de abrir-nos quanto de nos fechar, no que se refere aos nossos próprios poderes de cura e ao nosso potencial de desenvolvimento psicológico e espiritual.

De todos os grandes ensinamentos antigos e modernos que trataram do significado da respiração na vida, a tradição taoísta da China, que é mais um estilo de vida que uma religião formal, representa uma das mais práticas e perceptivas abordagens do emprego da respiração para a saúde e o bem-estar. Uma das razões para tal é que, desde o início do taoísmo, no reinado do Imperador Amarelo (Huang Ti), por volta de 2700 a.C., o objetivo da saúde e da longevidade jamais foi isolado do objetivo da evolução espiritual e da imortalidade. O taoísmo percebeu que uma vida longa e saudável, cheia de vitalidade, é não só um objetivo inteligente por si mesmo, mas também um importante esteio para o objetivo mais difícil, o da independência e crescimento espiritual. Respaldados por mais de 4 mil anos de experimentos com suas próprias energias físicas, emocionais, mentais e espirituais por meio de posturas e movimentos especiais, massagem, visualização, som, meditação, dieta e muitas outras disciplinas práticas, os taoístas observaram que a respiração natural — a respiração que respeita as verdadeiras "leis" do organismo humano — pode exercer uma forte influência sobre a quantidade e a qualidade dessas energias e, assim, sobre a qualidade e o rumo da nossa vida. Pois se o Tao pode ser definido de alguma maneira, ele significa *o caminho*, as leis da natureza e do universo — as leis da criação e da evolução. É vivendo em harmonia com essas leis que nos tornamos livres para descobrir e cumprir nosso destino físico, psicológico e espiritual.

O Tao da Respiração Natural conjuga importantes ensinamentos e práticas respiratórias taoístas — principalmente as que provêm do meu trabalho com o mestre taoísta Mantak Chia — com observações e descobertas que eu mesmo fiz ao longo dos últimos 30 anos a respeito de vários outros sistemas e ensinamentos, inclusive as linhas do Trabalho de Gurdjieff, do Advaita Vedanta, do Feldenkrais® e de Ilse Middendorf, bem como importantes princípios de anatomia, psicologia e neuroquímica. Minha experiência indica que qualquer trabalho sério de respiração requer muito mais que exercícios apropriados. Ele requer também uma "visão científica" clara do corpo humano e um trabalho profundo de conscientização orgânica — a capacidade humana de perceber-se e sentir-se a partir de dentro.

Uma advertência acerca de exercícios respiratórios

O grande pioneiro espiritual G. I. Gurdjieff afirmou certa vez que "sem dominar a respiração, nada pode ser dominado"[1]. Mas ele disse também que sem o conhecimento total do nosso organismo, principalmente da inter-relação dos ritmos dos vários órgãos, a tentativa de alterar a respiração pode ser muito prejudicial. É evidente que o trabalho de respiração, principalmente certas técnicas respiratórias da yoga avançada (pranayama) ensinadas no Ocidente tanto em livros quanto em aulas, traz em si muitos perigos. No livro *Hara: The Vital Center of Man*, Karlfried Durckheim — um pioneiro da integração entre corpo, mente e espírito — discute alguns dos riscos do ensino de técnicas respiratórias yogues a ocidentais. Ele mostra que a maioria dos exercícios, que "implicam tensão", foram elaborados para os indianos, os quais sofrem de um "desprendimento inerte". Os ocidentais, por outro lado, sofrem de "demasiado impulso de ascensão... demasiada voluntariedade". Durckheim afirma que, embora muitos professores de yoga tentem ajudar os alunos a relaxar antes de realizar exercícios respiratórios, eles não percebem que o "desprendimento" necessário ao relaxamento profundo só pode ser atingido "após longa prática". Na melhor das hipóteses, diz Durckheim, o recurso prematuro a exercícios respiratórios acrescenta novas tensões às que já existiam, promovendo "uma vitalidade artificialmente induzida... seguida de uma condição de exaustão que leva o aspirante a interromper seus esforços, sua prática"[2].

Baseado no trabalho que realizei em mim mesmo, além de observações feitas em outras pessoas, acredito que só depois de muitos meses (ou mesmo anos) de prática progressiva, ancorada na auto-observação e na consciência de si mesmo, é que a maioria dos ocidentais consegue experimentar o relaxamento interior profundo e a libertação da voluntariedade necessários para que um benefício duradouro possa se fazer sentir em decorrência de exercícios respiratórios avançados — sejam eles yogues, taoístas ou de outro tipo. Os exercícios respiratórios que exigem cálculos complexos, respiração alternada entre as duas narinas, respiração inversa, retenção da respiração, hiperventilação[3] e assim por diante fazem sentido apenas para as pessoas que já respiram *naturalmente*, fazendo uso de todo o seu corpo no processo. De acordo com minha experiência, a respiração natural *é em si mesma* uma forma potente de cura. É por isso que *O Tao da Respiração Natural* a explora com tanta profundidade, descrevendo em detalhes algumas perspectivas e práticas fundamentais, as quais podem, através de um aumento da conscientização, ajudar-nos a ver e transformar os obstáculos que impedem que ela se manifeste na nossa vida.

Como, aliás, já disseram alguns mestres taoístas e de outras linhas, é possível que se diga, evidentemente, que, uma vez que a respiração natural é "natural", *qualquer tentativa* de respirar naturalmente não só está fora de questão como também é contraproducente. Eles afirmam que quando a mente se acalma e esvazia, a respiração natural surge automaticamente[4]. Aceitar isso, porém, não resolve o problema; apenas nos coloca diante de outra questão: quais são as condições que nos permitem acalmar e esvaziar a mente? Qual o trabalho pessoal necessário? Não adianta deslocar o problema do corpo para a mente ou da mente para o corpo. A respiração natural envolve a participação de ambos.

O surgimento da respiração natural em nossa vida não depende apenas do que fazemos, mas também — e talvez principalmente — de como o fazemos. Se abordarmos as práticas apresentadas neste livro como meras técnicas destinadas a ser manipuladas por nossa assim chamada vontade, elas não nos trarão nada. Se, entretanto, conseguirmos abordá-las como veículos adequados à exploração das leis fisiológicas e psicológicas da mente e do corpo — por meio de impressões diretas da lucidez interior da intuição —, poderemos, de fato, começar a aprender o que significa acalmar e esvaziar a mente. Como quer que se viva, o que quer que se faça, estamos sempre fazendo alguma coisa; estamos sempre praticando alguma coisa — nem que seja apenas repetindo mecanicamente e fortalecendo os hábitos mentais, corporais e perceptivos estreitos e insalubres que moldam nossa vida. Para beneficiar-nos das práticas contidas neste livro, será preciso, então, abordá-las o mais conscienciosamente possível, cuidando para *compreender* seu objetivo, *sentir* seu espírito e *perceber* seu efeito em todo o nosso ser.

A expansão de nossa estreita noção de ego

O verdadeiro poder das idéias e práticas descritas neste livro está em ajudar-nos primeiro a perceber e, em seguida, a libertar-nos das diversas atitudes estreitas e inconscientes que adotamos diante de nós mesmos e do mundo — atitudes que nos trazem *stress* e outros problemas em quase todas as áreas da vidas. Muitas vezes são tais atitudes — entrincheiradas na mente, no coração e no corpo e manifestas e mantidas pela respiração — que diminuem a nossa consciência, constrangem nossa força vital e nos impedem de viver uma vida consciente e saudável, em harmonia com os outros, com o meio que nos cerca e com nosso próprio ser.

Felizmente, não precisamos lidar individualmente com cada uma dessas atitudes — tarefa impossível mesmo para uma vida inteira. Como raios que partem do eixo central de uma roda, nossas atitudes irradiam-se do eixo de nossa própria auto-imagem: a imagem estreita, incompleta e, no entanto, forte do ego, do "eu", que permeia quase tudo que pensamos, sentimos e fazemos. De acordo com Lao Tzu, se pudermos de algum modo expandir essa estreita imagem que temos de nós mesmos e viver em nossa plenitude, vários de nossos problemas desaparecerão por si sós:

> O que significa dizer que o maior de todos os problemas
> é o forte senso de individualidade
> que as pessoas têm em todas as circunstâncias?
> Elas ficam em situação difícil
> por pautar suas vidas de forma tão estreita.
> Se abandonassem sua estreita noção de ego
> e vivessem plenamente, o que mais poderia ser problema?[5]

Enxergar nossa "estreita noção de ego" e libertar-nos dela é o mesmo que começar a abrir-nos para as tremendas forças e energias de cura que criam e mantêm a vida e experimentar por nós mesmos como as substâncias alquímicas da matéria e as mágicas idéias da mente estão relacionadas na dança unificada e transformadora do yin e do yang — a dinâmica polaridade dos opostos de que provém toda vida. É também experimentar aqui e agora o retorno ao silêncio e vazio primordiais e expansivos de "wu chi", a plenitude que a tudo inclui e que é a fonte tanto do nosso ser quanto do nosso bem-estar. A respiração pode guiar-nos através dessa incrível jornada rumo ao nosso próprio interior.

O Tao da Respiração Natural

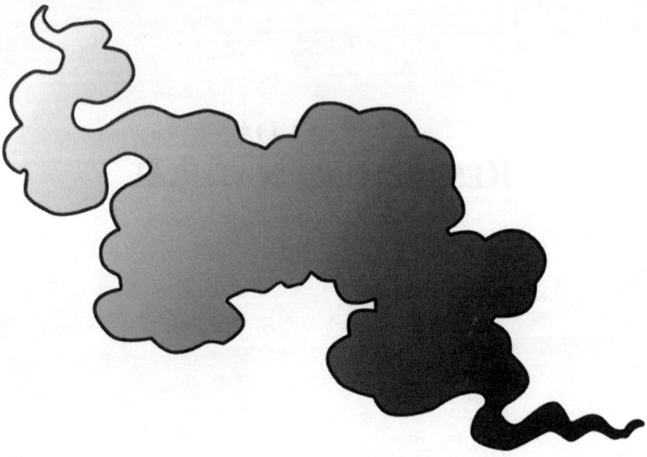

1
O MECANISMO DA RESPIRAÇÃO

Quando conseguimos compreendê-lo
em relação à vida como um todo,
o processo da respiração
nos mostra como
abandonar o velho
e abrir-nos para o novo.

O processo da respiração é uma metáfora viva da compreensão de como expandir nosso estreito senso de individualidade e despertar para as energias de cura que jazem em nós mesmos e no mundo que nos cerca. Toda vez que inspiramos, colocamos dentro de nós cerca de 10^{22} átomos, incluindo aproximadamente um milhão dos mesmos átomos de ar inalados por Lao Tzu, o Buda, Jesus Cristo e cada um dos seres que já viveram sobre a Terra. Cada vez que expiramos, devolvemos esses átomos à atmosfera para que sejam renovados e possam ser utilizados pelas gerações atuais e pelas futuras. Cada vez que inspiramos, absorvemos o oxigênio expelido para a atmosfera como "resíduo" pela vida vegetal presente na terra. Cada vez que expiramos, expelimos dióxido de carbono como "resíduo" para a atmosfera, onde afinal ele será absorvido pela mesma vida vegetal. Na natureza nada se perde. A respiração está inserida na ecologia cósmica — na conservação, transformação e troca de substâncias do complexo metabolismo da natureza. Ela conecta o nosso assim chamado mundo interior com o vasto mundo exterior — a terra e sua atmosfera, bem como toda a vida orgânica — através de uma alternação entre yin e yang, negativo e positivo, esvaziamento e preenchimento. Quando conseguimos compreendê-lo em relação à vida como um todo, o processo da respiração nos mostra como abandonar o velho e abrir-nos para o novo. Ele nos mostra o caminho para viver quem e o que realmente somos, o caminho para a plenitude e o bem-estar.

Um pouco de história pessoal

No meu caso, a respiração ganhou uma significação especial, histórica, muito antes de eu poder compreender por quê. Quando criança, eu tinha um fascínio incrível por prender a respiração. Deitado na cama, muitas vezes prendia o fôlego por uns dois minutos, mais ou menos, até me ver ofegando para voltar a respirar normalmente. Quando jovem, assim que comecei a usar ternos, percebi o quanto me incomodava um colarinho apertado ou uma gravata no pescoço. Foi só bem mais tarde, quando completei uns trinta e poucos anos, que minha mãe me contou que eu nascera de um parto muito complicado e que os médicos previram que eu viria morto ao mundo, estrangulado pelo cordão umbilical, que se prendera em torno do meu pescoço. De fato, o cordão estava todo enrolado no meu pescoço, mas ainda assim eu consegui beber o precioso néctar que chamamos de ar.

Entretanto, hoje para mim é óbvio que minha luta de mais de trinta horas para ver a luz e respirar pela primeira vez deixou profundas marcas no meu corpo e no meu sistema nervoso, lançando as bases para os medos e inseguranças que viriam a motivar tantas vezes meu comportamento de adulto. Hoje é óbvio também que a convicção profunda de que só através da luta e da persistência seria possível encontrar sentido e alegria na minha vida — uma forma de comportamento que me valeu ao nascer e durante minha infância e adolescência — se transformou num obstáculo a minha saúde e meu crescimento psicológico, à medida que fui envelhecendo. Tudo isso foi se tornando mais claro à medida que a respiração começou a deixar de exercer sua influência restritiva sobre a minha percepção sensorial e emocional para expandir-se até englobar o todo que eu sou.

A NECESSIDADE DE CLAREZA E ATENÇÃO

Qual a relação entre a respiração e a experiência de nós mesmos e da verdadeira saúde e bem-estar? Qual é a relação entre a respiração e a busca de autoconhecimento e crescimento interior? Para responder a essas questões de uma forma que tenha impacto benéfico e duradouro sobre a vida, não basta participar de um curso intensivo de renascimento ou de respiração num fim de semana; muito menos começar a prática de exercícios usando um livro ou revista. Graças à íntima relação existente entre mente e corpo — aos vários modos sutis, apesar de potentes, pelos quais um influencia o outro —, qualquer trabalho duradouro e eficaz com a respiração requer um *claro conhecimento no nível mental* do mecanismo da respiração natural e de sua relação com os músculos, as emoções e os pensamentos. Quanto mais claro for esse quadro em nossa mente, mais perto estaremos de conscientizar-nos dos nossos próprios padrões individuais de respiração. É estando atentos a esses padrões que passaremos a viver e sentir as várias forças psicofísicas, não só do presente quanto do passado, em ação sobre a nossa respiração. E é através da observação dessas forças em nosso corpo que começaremos a ver como usamos a respiração para nos proteger de experiências físicas e psicológicas e de lembranças difíceis ou dolorosas demais para confrontar. E, finalmente, é por meio de todo esse processo — a integração da lucidez mental com o estado de alerta emocional — que tomaremos consciência do extraordinário poder da "respiração natural" e sua capacidade de dar respaldo ao processo de cura e de plenitude em nossa vida.

A ANATOMIA DA RESPIRAÇÃO

Para a maioria das pessoas, o ciclo de inspiração e expiração ocorre numa freqüência média de 12 a 14 vezes por minuto na vigília e de seis a oito vezes por minuto no sono. Um bebê respira quase o dobro de vezes no mesmo tempo. A freqüência respiratória pode alterar-se drasticamente a depender do que estamos fazendo ou sentindo. Sob *stress* ou atividade física extrema, por exemplo, a freqüência pode chegar a até 100 vezes por minuto. Para aqueles que fazem um trabalho sério de respiração, a freqüência em repouso pode cair para um número entre 4 e 8 vezes por minuto, já que eles aspiram mais oxigênio e expelem mais dióxido de carbono a cada inalação e exalação.

Os pulmões e a caixa torácica

O processo da respiração se dá principalmente na caixa torácica, cujas partes superior e laterais são presas às costelas (as quais inclinam-se para baixo e para a frente) e aos músculos intercostais, e cuja parte inferior se liga à parte abobadada do diafragma (Figura 1). Dentro dessa caixa estão o coração e os dois pulmões. Com um formato que de certo modo lembra o das pirâmides, os pulmões dividem-se em três lobos à direita e dois à esquerda. Os lobos compõem-se de um labirinto esponjoso de sacos, o qual, se desdobrado e esticado, daria para cobrir uma área de cerca de 100 metros quadrados. Os pulmões são recobertos pela pleura, uma membrana dupla que reveste o interior das costelas, e apóiam-se sobre o diafragma. Extremamente elásticos, os pulmões têm a capacidade de

Figura 1

Caixa torácica

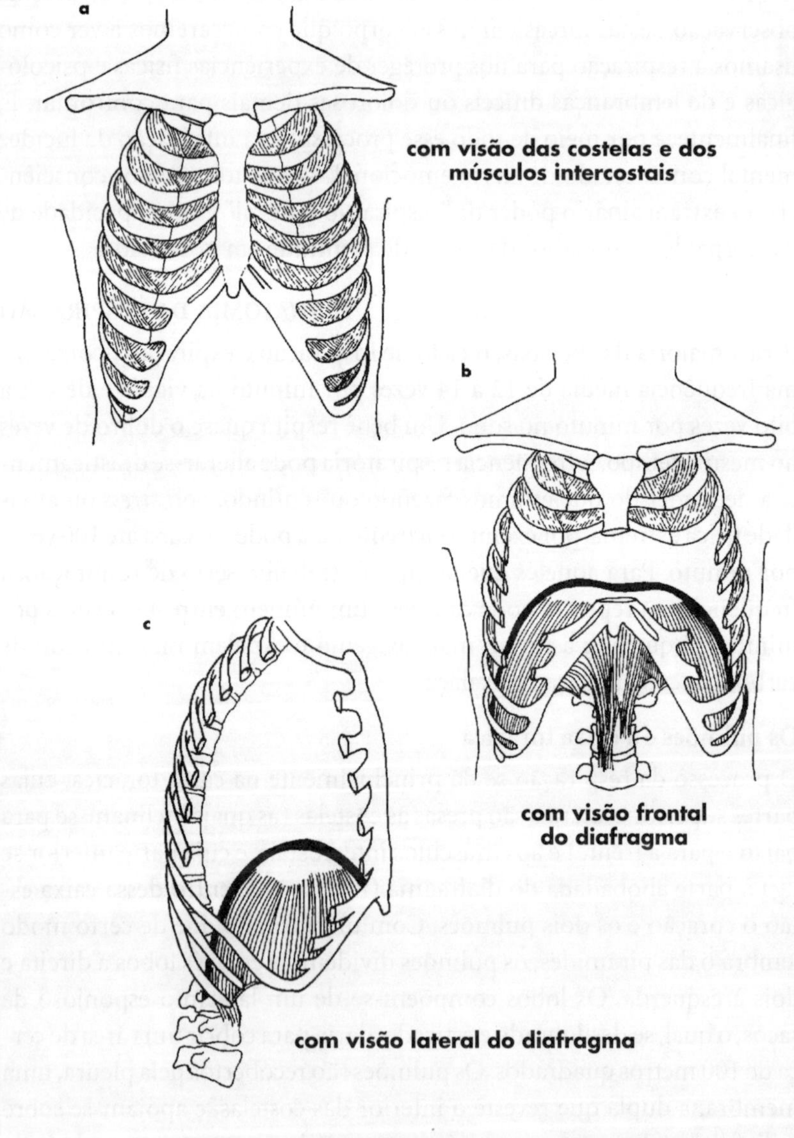

mover-se em qualquer direção, exceto no local em que se ligam, por meio de tubos e artérias, à traquéia e ao coração. Embora os pulmões possam comportar um total de até 5 mil mililitros de ar, o ato da inspiração envolve em média aproximadamente 500 mililitros apenas. Embora, como veremos, possamos aprender a expirar muito mais ar do que costumamos fazer, os pulmões sempre mantêm uma reserva de cerca de mil mililitros de ar para não ficar inteiramente desinflados, por mais completa que seja a expiração. É muito fácil verificar que a maioria das pessoas utiliza apenas uma pequena percentagem da capacidade total dos pulmões.

Nós raramente atentamos para o processo respiratório no decorrer das nossas atividades cotidianas, mas quando o fazemos podemos sentir a caixa torácica se expandindo e contraindo de maneira semelhante a um fole. Durante a inalação, os músculos das costelas (intercostais) se expandem e as levantam, o esterno se desloca um pouco para cima e o diafragma se achata para baixo. O espaço expandido cria um vácuo parcial que suga os pulmões para cima, em direção às paredes do tórax, e para baixo, em direção ao diafragma, aumentando assim seu volume à medida que o ar é automaticamente trazido de fora para dentro (Figura 2). O ar que inspiramos compõe-se de cerca de 20% de oxigênio e 0,03% de dióxido de carbono; o restante é nitrogênio. Durante a expiração, os músculos das costelas relaxam, o esterno se abaixa, o diafragma relaxa (readquirindo sua curvatura em forma de abóbada na parte superior) e o ar velho é expelido para fora através da traquéia, à medida que os pulmões afastam-se das paredes do tórax, contraindo-se até voltar a seu tamanho original (Figura 3). O ar expirado consiste em 16% de oxigênio e 4% de dióxido de carbono, estando saturado de vapor d'água proveniente da atividade metabólica.

O movimento do ar através do aparelho respiratório

Quando o ar penetra no nariz, os pêlos existentes nas narinas filtram partículas de pó e impurezas. Enquanto continua seu percurso através das vias nasais, o ar vai sendo aquecido e umedecido pelas membranas mucosas do septo, que divide o nariz em duas cavidades. Se houver acúmulo excessivo de partículas nas membranas nasais, nós automaticamente secretamos muco para prendê-las ou espirramos para expeli-las. Em geral, o ar não percorre de igual modo as vias nasais. Quando a narina

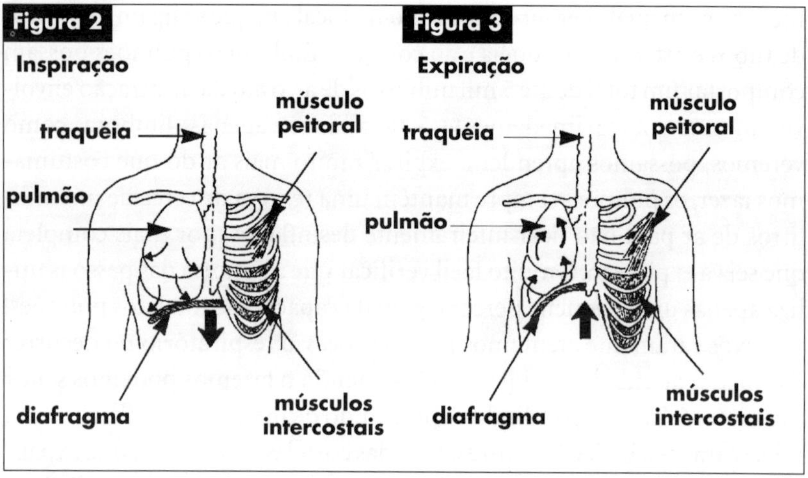

esquerda está mais aberta, a direita está mais congestionada e vice-versa. Isso acontece porque o fluxo sangüíneo costuma alternar-se entre as narinas, num ritmo que dura aproximadamente entre uma hora e meia e duas horas[6].

Depois de passar pelo nariz, o ar desce até a faringe, a cavidade no fundo da boca onde esta e o nariz se conectam e onde o engolir e o respirar são coordenados pelo plexo faríngeo (sob o controle do diencéfalo). Aqui o ar passa pelo tecido linfóide das adenóides e amígdalas no fundo do nariz e garganta, onde são removidos os vírus e as bactérias. O ar então prossegue através da laringe, o que permite às cordas vocais utilizá-lo para produzir som, e daí continua a descer, adentrando o tubo muscular conhecido por traquéia, o qual se divide em dois brônquios que se ligam aos pulmões (Figura 4). A traquéia e os brônquios são revestidos de células que secretam muco, o qual prende bactérias e partículas poluentes. À medida que o ar penetra nos brônquios, minúsculos cílios massageiam o muco e qualquer possível fragmento presente nos pulmões, levando-os para cima, rumo à traquéia, à laringe e, finalmente, ao esôfago. Quando se verifica um acúmulo de partículas, substâncias químicas ou grumos de muco nos brônquios, deflagra-se um acesso de tosse — uma forte contração muscular e constrição bronquial que pode gerar ventos mais fortes que um tornado — para expelir esse material tóxico.

Nos pulmões, os brônquios se dividem em ramificações cada vez menores chamadas bronquíolos. Os bronquíolos, que possuem paredes musculares capazes de constringir o fluxo de ar por meio de contrações, terminam em 400 milhões de sacos semelhantes a bolhas chamados alvéolos. É nos alvéolos que se processa a troca vital de oxigênio por dióxido de carbono — na qual o oxigênio puro entra no sistema circulatório para ser transportado através do corpo pelas moléculas de hemoglobina do sangue, e na qual os produtos gasosos residuais, como o dióxido de carbono, são devolvidos pelo sangue para serem eliminados através da expiração.

As fases da respiração

A depender das exigências daquilo que estamos fazendo no momento (se estamos deitados, sentados, andando ou correndo) e de nosso estado psicológico específico (se estamos tranqüilos, com raiva, estressados ou felizes), nossa respiração pode variar entre rápida e lenta e entre superficial e profunda, concentrando-se em uma ou mais das três fases principais do processo respiratório: a *diafragmática*, a *torácica* e a *clavicular*. Na respiração profunda, por exemplo (a qual muitas vezes é chamada de "respiração completa yogue"), todas as três fases entram em jogo. Segundo o doutor Alan Hymes, especialista em cirurgias do tórax e do coração e pioneiro no campo da pesquisa da respiração, essa forma de respiração "se inicia com a contração do diafragma, a qual provoca leve expansão das costelas inferiores e protrusão da parte superior do abdômen, oxigenando assim as porções inferiores dos pulmões. Em seguida, a parte mediana dos pulmões se expande, com projeção do peito na fase torácica, à medida que a inspiração prossegue. Ao fim desta, ainda há admissão de ar, verificável através de um discreto levantar das clavículas, o que permite a expansão da porção superior dos pulmões. Assim, cada fase da inspiração atua sobre uma determinada área dos pulmões"[7]. Como veremos, a maioria das pessoas, em qualquer estado físico ou emocional, depende principalmente da respiração torácica e clavicular, tendo pouca experiência da diafragmática. Por conseguinte, elas raramente levam o ar até as áreas mais profundas dos pulmões, onde a maior parte do sangue se encontra à espera de oxigenação.

Figura 4

A passagem do ar até os pulmões

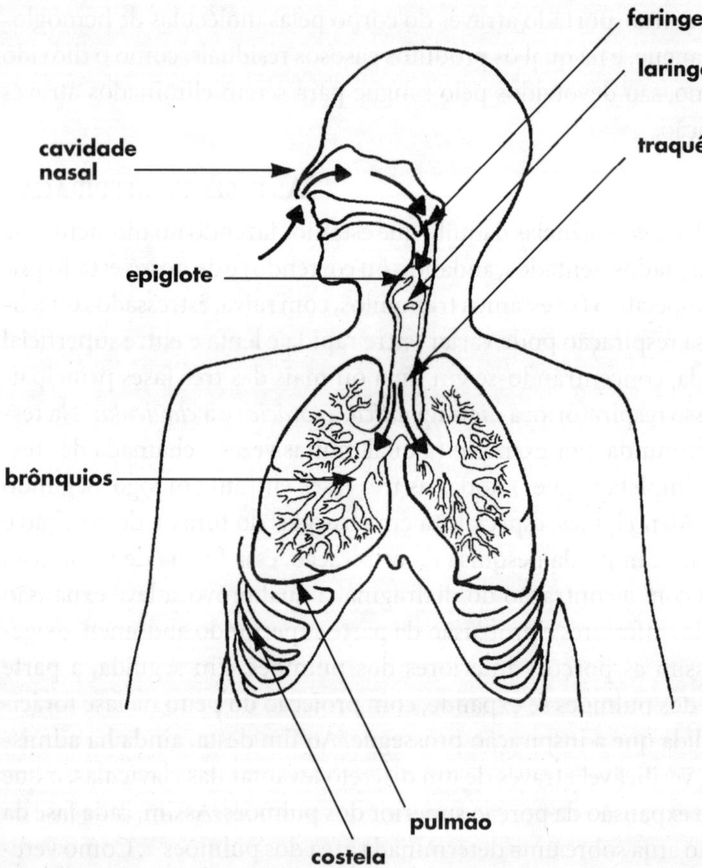

A RESPIRAÇÃO INTERNA

Qualquer que seja a forma externa da respiração, um processo interno de respiração também ocorre. Esse processo tem lugar nas células, as quais absorvem oxigênio do fluxo contínuo de hemoglobina no organismo e nele expelem dióxido de carbono. É nas células, principalmente nas mito côndrias, que o oxigênio absorvido contribui para transformar os alimentos em energia biológica. Essa transformação se dá quando o oxigênio se combina ao carbono (dos alimentos), num processo de combustão lenta. A energia liberada na interação entre o oxigênio e o carbono é transferida para moléculas armazenadoras de energia (trifosfato-adenosinas), que a colocam à disposição de todas as células do organismo. Os resíduos, como o dióxido de carbono, são encaminhados ao sangue venoso, passam pelos pulmões e, finalmente, são devolvidos à atmosfera.

O CENTRO RESPIRATÓRIO

O processo respiratório e sua relação com a produção de energia no organismo é tão essencial a nossa sobrevivência que a natureza nos deu pouco controle sobre ele. Nossa respiração é, portanto, involuntária em sua maior parte, controlada geralmente pelo centro respiratório do sistema nervoso autônomo — principalmente pelo núcleo vago da medula alongada, o tecido nervoso na parede inferior do quarto ventrículo cerebral (Figura 5). O centro respiratório, situado próximo ao occipúcio (onde a coluna se prende ao crânio), transmite impulsos aos nervos da medula espinhal, levando o diafragma e os músculos intercostais a iniciar o processo de inspiração. Ramificações do nervo vago que partem desse centro detectam o expandir dos pulmões durante a inspiração e automaticamente a inibem para que a expiração possa ocorrer. O sistema respiratório está conectado à maioria dos nervos sensoriais do corpo; por isso, todo estímulo abrupto ou crônico vindo dos sentidos pode causar um impacto imediato sobre a força ou a velocidade da respiração, podendo inclusive interrompê-la por completo. A intensidade da beleza, por exemplo, pode "tirar-nos o fôlego" momentaneamente, ao passo que a dor, a tensão ou o *stress* geralmente aceleram-nos a respiração, diminuindo-lhe a profundidade. Naturalmente, podemos — dentro de certos limites — prender intencionalmente a respiração, ampliar ou reduzir a ins-

Figura 5

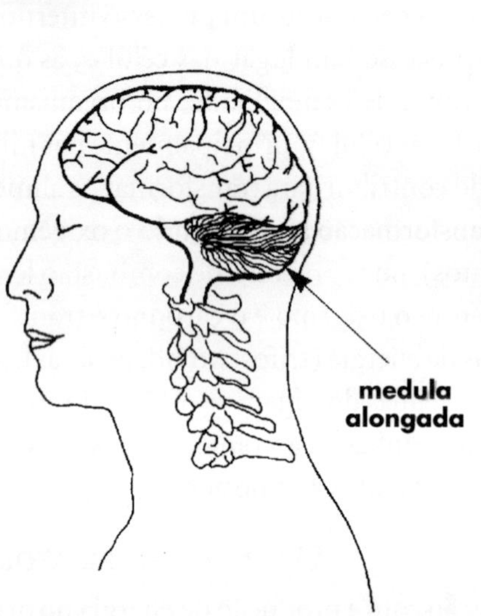

piração e a expiração, respirar mais profundamente etc. Quando o fazemos, os impulsos nervosos provenientes do córtex cerebral em decorrência de nossa intenção ignoram o centro respiratório e percorrem o mesmo caminho usado para o controle voluntário dos músculos.

O equilíbrio entre acidez e alcalinidade

Para cumprir sua função, o centro respiratório se baseia no equilíbrio entre a acidez e a alcalinidade do sangue. As células do núcleo da medula são sensíveis a esse equilíbrio. Do ponto de vista da saúde, o sangue deve ser levemente alcalino (pH 7,4). Mesmo muito pequenos, os desvios desse ponto ideal podem ser perigosos. Quando a atividade química do organismo aumenta devido à atividade física, ao *stress* emocional e a estímulos sensoriais, por exemplo, produz-se uma quantidade maior de dióxido de carbono e de outros ácidos. Para contrabalançar esse aumento e manter a homeostase, o centro respiratório automaticamente acelera a respiração. Isso ajuda a absorção do oxigênio necessário e a expulsão do dióxido de carbono excedente. Quando a atividade química do organismo decresce com o descanso ou o relaxamento, produz-se menos dióxido de carbono e a respiração torna-se automaticamente mais lenta.[8]

Embora quase não seja possível interferir diretamente na química básica do processo respiratório, podemos influenciá-la de várias formas "indiretas". Uma delas é através do relaxamento das tensões excessivas na postura, nos movimentos e nas ações. A tensão, que envolve a contração muscular, produz não só ácido lático como também dióxido de carbono. Reduzindo a tensão crônica, reduzimos a quantidade desses resíduos, bem como o trabalho necessário para que o corpo possa neutralizá-los. O relaxamento da tensão crônica possibilita ainda a coordenação mais eficaz dos vários mecanismos envolvidos na respiração. É através da coordenação harmoniosa desses mecanismos que podemos absorver oxigênio e expelir dióxido de carbono com o menor desperdício possível dos recursos do organismo.

Os músculos respiratórios

A respiração saudável requer a interação harmoniosa não apenas dos músculos das costelas, do abdômen e do diafragma, mas também de vários outros músculos do corpo, entre os quais os músculos costais extensores, que nos mantêm em posição vertical em relação à gravidade, e os psoas, que conectam as vértebras da área lombar e torácica inferior à pélvis e aos ossos da coxa e participam das flexões de quadril e coluna (Figura 6). Submetendo os músculos dos ombros, peito, abdômen, costas ou pélvis a uma tensão desnecessária — seja esta decorrente de emoções negativas, *stress*, traumas e lesões de origem física ou psicológica, ou erros de postura —, estamos aumentando o nível de dióxido de carbono no sangue e interferindo no controle da respiração. A tensão também estimula excessivamente os nervos sensoriais, o que, como veremos posteriormente, exerce uma influência perniciosa sobre o funcionamento geral do organismo.

Figura 6

Músculos psoas

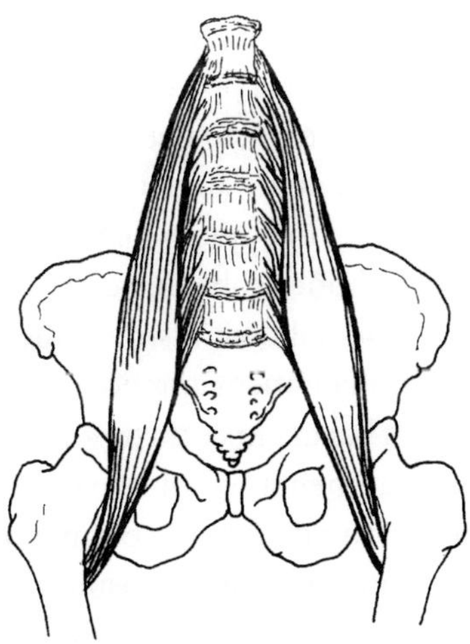

Diafragma: o "músculo espiritual"

Do ponto de vista da saúde geral, dentre todos os músculos respiratórios, o mais importante é o diafragma. Embora poucos façam bom uso dele, o diafragma é a base da respiração saudável. Tendo a forma de uma grande abóbada, ele serve tanto de "piso" para a cavidade torácica quanto de "teto" para a cavidade abdominal (Figura 7). Ele é ligado a diversas estruturas importantes, inclusive o esôfago, que transporta os alimentos até o estômago; a aorta, que leva o sangue do coração para as artérias de todos os membros e órgãos excetuando os pulmões; a veia cava, veia central que leva o sangue venoso das várias partes do corpo de volta ao coração; e vários nervos, inclusive o vago, que desce da medula alongada e se ramifica em direção aos vários órgãos internos, podendo afetá-los a todos.

Embora a respiração possa continuar mesmo quando o diafragma pára de funcionar, são sua contração e seu relaxamento rítmicos que a animam, desempenhando importante papel na promoção de nossa saúde física e psicológica. Quando inspiramos, o diafragma normalmente se contrai. Isso empurra a parte superior de sua abóbada para baixo, em direção aos órgãos abdominais, enquanto os vários músculos peitorais expandem levemente a caixa torácica, projetando-a para cima e para fora. Esse movimento bombiforme cria um vácuo parcial, que, como sabemos, suga o ar para os pulmões. Quando inspiramos profundamente, o diafragma pode dobrar ou mesmo triplicar sua motilidade e, de fato, massagear — diretamente em alguns casos, indiretamente em outros — o estômago, o fígado, o pâncreas, os rins e os intestinos, promovendo seu bom funcionamento, o fluxo sangüíneo e linfático e a absorção de nutrientes.

Mesmo que seja pequeno, o aumento do movimento do diafragma para baixo tem impacto benéfico sobre nossos órgãos internos, além de promover um grande aumento do volume de ar nos pulmões. Para cada milímetro adicional que o diafragma se expande para baixo, o volume de ar nos pulmões sobe entre 250 e 300 mililitros. Pesquisas feitas na China continental demonstram que os iniciantes no trabalho de respiração profunda podem aprender como aumentar o movimento do diafragma para baixo em cerca de 4 milímetros entre 6 e 12 meses. Eles podem assim aumentar o volume de ar em seus pulmões em mais de mil mililitros ao fim de um ano ou menos.[9]

No ponto máximo da inspiração, os músculos do abdômen naturalmente se contraem para contrabalançar o movimento do diafragma para baixo e para ajudar a conter a expansão dos pulmões. Com o início da expiração, o diafragma se relaxa em direção ascendente, contribuindo com sua elasticidade para expelir o ar velho dos pulmões. Quando exalamos completamente, o diafragma projeta-se firmemente contra o coração e os pulmões, dando vida e apoio a esses órgãos. Para o mestre taoísta Mantak Chia, o diafragma não é nada menos que um *músculo espiritual*: "Levantando o coração e alimentando o fogo da digestão e do metabolismo, o músculo diafragmático desempenha um papel muito negligenciado na manutenção da saúde, da vitalidade e do bem-estar."[10]

Influências restritivas sobre o diafragma

Infelizmente, pouca gente consegue tirar o máximo proveito desse "músculo espiritual". Há duas razões principais para isso. Em primeiro lugar, a motilidade do diafragma sofre influência adversa do sistema nervoso simpático em decorrência do *stress*, do medo e de outras emoções negativas, muitas vezes crônicas em nossa vida (discutiremos o sistema nervoso simpático mais detalhadamente no próximo capítulo). Em segundo, ela é também adversamente influenciada pela tensão supérflua a que submetemos músculos, tendões e ligamentos, bem como pela configuração pouco favorável da estrutura do esqueleto. Para compreender este último ponto, vale a pena conhecer um pouco da posição do diafragma em relação ao esqueleto humano. Embora a maioria dos músculos esteja presa a dois ossos diferentes — um

Figura 7

Diafragma

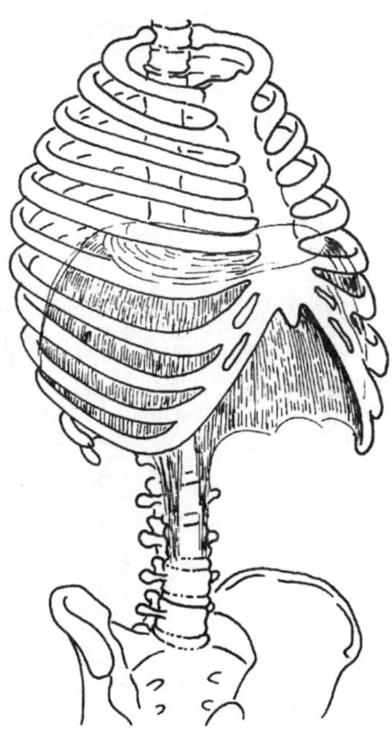

fixo, chamado "origem", e outro que se move em decorrência da contração muscular, chamado "inserção" —, o diafragma não está posicionado dessa maneira. Ele está fixado tanto ao interior das costelas inferiores quanto à região lombar da coluna, próximo aos psoas, mas não se "insere" em nenhum osso. Em vez disso, sua inserção é seu próprio tendão central, que fica logo abaixo do coração (Figura 8). Assim, o diafragma sofre a influência da saúde e da motilidade da coluna, da pélvis e dos músculos a elas ligados, os quais, por sua vez, sofrem a influência não só de nossa postura comum como também de nossas atitudes e emoções.

Uma das mais adversas influências sobre a motilidade do diafragma é a tensão supérflua a que muitas pessoas submetem os órgãos internos e músculos abdominais. A maior parte dessas tensões decorre de *stress* crônico, emoções reprimidas e excesso de emoções negativas, mas pode também ser causada pelo ideal de beleza vigente, propagado nas revistas de moda e academias de ginástica, que exige barrigas duras e achatadas. Quando excessivamente contraído, o abdômen oferece resistência ao movimento descendente do diafragma. Quando isso ocorre, o tendão central do diafragma substitui a caixa torácica e a coluna na função de ponto de fixação, e a contração do diafragma durante a inspiração causa excessiva elevação das costelas.

Figura 8

O diafragma (com visão do tendão central)

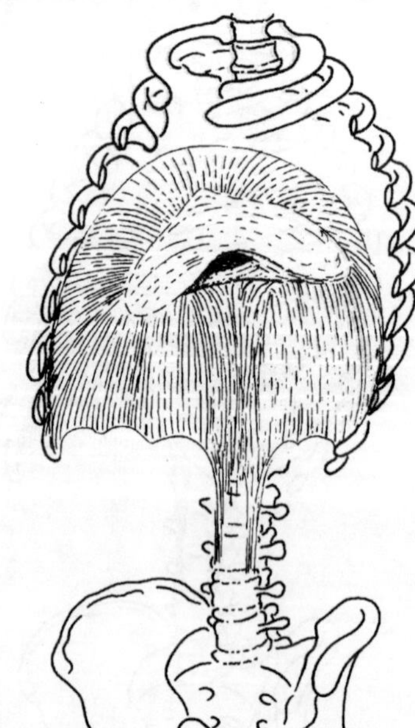

O meio comum de neutralizar um mau funcionamento do diafragma

Para compensar a diminuição de espaço pulmonar decorrente de contração excessiva do abdômen e do mau funcionamento do diafragma — principalmente em situações de *stress* físico ou psicológico (quando há necessidade de maior energia) —, precisamos ou de respirar mais rapidamente (o que pode acarretar hiperventilação e o "reflexo de lutar ou fugir") ou de aumentar a expansão da cavidade torácica e levantar as clavículas. Porém, como ambas são relativamente rígidas, essa maior expansão exige um esforço muscular e uma energia extras, o que por fim provocará uma menor absorção de oxigênio a cada inspiração.

Se alguém nos pedisse que respirássemos profundamente, quase todos nós iríamos nos esforçar para encolher a barriga, expandir a parte superior do peito e levantar os ombros — uma caricatura não tão engraçada da "respiração peitoral", essa é a forma pela qual a maioria das pessoas respira a maior parte do tempo (Figura 9). Esse esforço, contudo, resulta em inspiração superficial e não em inspiração profunda. Conforme veremos melhor em capítulos posteriores, a inspiração profunda exige a expansão do abdômen, o que ajuda o diafragma a descer e a parte inferior dos pulmões a expandir-se completamente. Embora o levantar dos ombros reduza o peso sobre as costelas e permita aos pulmões uma maior expansão na parte superior, o volume potencial dessa parte é muito menor que o da parte inferior. A expansão da parte superior do peito e o levantar de ombros pode representar uma medida de emergência válida para maior absorção de ar quando se

Figura 9

Respiração peitoral superior

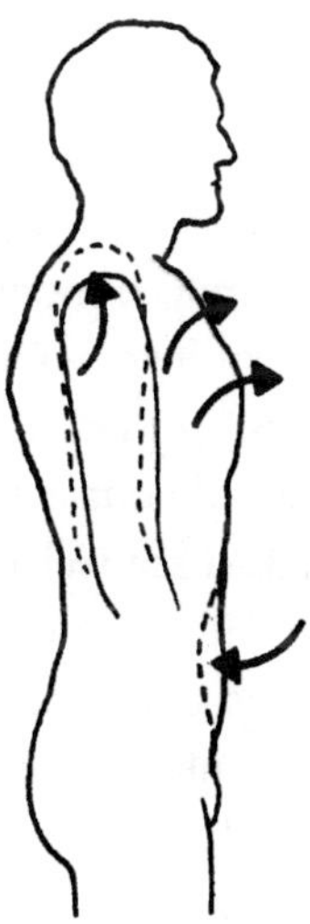

trata de alguém cujo diafragma, caixa torácica e abdômen tenham pouca elasticidade ou que tenha asma ou enfisema. Porém, para a maior parte das pessoas, isso apenas contribui para cristalizar maus hábitos de respiração, minando sua saúde e vitalidade.

Os efeitos nocivos dos maus hábitos de respiração

A respiração que se baseia nesses hábitos — os quais impedem a expansão total do diafragma e sua participação auxiliar no movimento rítmico dos músculos, órgãos e tecidos abdominais — tem diversos efeitos prejudiciais sobre o organismo. Ela reduz a eficiência dos pulmões e, assim, o total de oxigênio disponível para as células. Além disso, obriga-nos a um número de inspirações entre duas e quatro vezes maior que o exigido pela respiração natural abdominal, aumentando assim o dispêndio de energia através de freqüências respiratórias e cardíacas mais elevadas. E mais: retarda o fluxo de sangue venoso, o qual é responsável pelo transporte dos resíduos metabólicos das células para os rins e os pulmões, onde podem ser excretados antes de prejudicar o organismo. (Com relação a isso, é importante notar que 70% dos resíduos orgânicos são eliminados através dos pulmões, enquanto o restante é eliminado através da urina, das fezes e da pele.) A má respiração ainda diminui o funcionamento do sistema linfático, cuja função é capturar e destruir invasores viróticos e bacterianos, e, assim, dá a esses invasores mais tempo para que provoquem doenças. Por fim, ela reduz o volume de suco gástrico disponível para o processo digestivo, inclusive o da enzima pepsina, diminuindo o movimento peristáltico dos intestinos grosso e delgado. Isso permite o acúmulo de toxinas e sua proliferação no trato digestivo. Em resumo, esse tipo de respiração enfraquece e desarmoniza o funcionamento de quase todos os principais sistemas do organismo, tornando-o mais suscetível a doenças agudas e crônicas e a desconfortos de toda espécie: infecções, constipação, afecções respiratórias, distúrbios digestivos, úlceras, depressão, distúrbios sexuais e do sono, fadiga, dores de cabeça, má circulação sangüínea, envelhecimento precoce, etc. Vários pesquisadores inclusive acreditam que os maus hábitos respiratórios contribuam para o surgimento de doenças que representam risco de vida, tais como o câncer e as cardiopatias.

Entretanto, por meio dos exercícios suaves e naturais apresentados neste livro, poderemos conhecer o poder da respiração natural de neutralizar tais hábitos e respaldar a vitalidade, o bem-estar e a saúde que são nossos direitos natos.

EXERCÍCIO

O primeiro passo no trabalho da respiração é ter uma visão clara da verdadeira mecânica, das "leis" fisiológicas, da respiração natural. Essa visão o ajudará a sentir o processo respiratório mais direta e precisamente. O passo seguinte consiste em aprofundar a sua consciência dos seus próprios padrões de respiração. Seu primeiro exercício será ler novamente este capítulo. À medida que o fizer, visualize e sinta em si próprio os vários mecanismos descritos. Não tente mudar nada; apenas veja o que consegue aprender em relação a seu próprio processo individual de respiração. No próximo capítulo, você terá oportunidade de aprofundar-se mais no processo de sentir a si mesmo e na relação estabelecida entre ele e sua respiração e saúde.

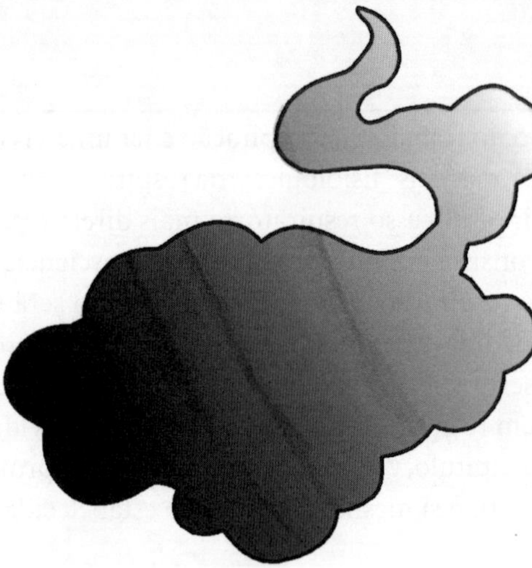

2

A RESPIRAÇÃO, AS EMOÇÕES E A ARTE DA PERCEPÇÃO DE SI MESMO

... o trabalho com a respiração começa
no sentir a atmosfera íntima do organismo
— a postura emocional básica que adotamos
diante de nós mesmos e do mundo.

Para integrar a respiração natural à nossa vida, precisamos aprender como nos sentir a nós mesmos de forma mais total e precisa — como ocupar conscientemente o nosso corpo. É por meio dessa corporificação consciente, dessa capacidade de sentir plenamente aquilo que somos, que poderemos despertar para níveis mais elevados de inteligência orgânica, para a "sabedoria" do corpo. Embora potencialmente todos tenham a capacidade de sentir o corpo em sua integridade, a imagem sensorial que temos de nós mesmos é em geral fragmentária e cheia de distorções. Além disso, o corpo que pensamos conhecer tão bem é, em grande parte, um corpo "histórico" — um corpo moldado pelo passado, pelo resultado de reações físicas e emocionais há muito esquecidas, que foram formadas no início da nossa vida. O corpo é moldado também, evidentemente, pelo presente, principalmente pela falta de consciência sensorial.

O TRABALHO DE CONSCIENTIZAÇÃO SENSORIAL

A expressão "conscientização sensorial" tornou-se popular nos Estados Unidos no final da década de 60, graças principalmente ao trabalho de Charlotte Selver (que começou a dar seminários sobre o assunto no país em 1938) e Charles Brooks, dois dos pioneiros do movimento em prol do potencial humano[11]. O trabalho deles consistia, em grande parte, num esforço de descobrir por meio da sensação o que é natural e o que é fruto de condicionamento no funcionamento do organismo; o que nos abre e o que nos fecha para a realidade do momento presente. Logicamente, são essas questões — e as respostas que podemos sentir em nossa própria vida — que são cruciais para nossa saúde, bem-estar e crescimento interior. Enriquecido pelos experimentos psicofísicos realizados no Instituto Esalen, em Big Sur, Califórnia, e pela chegada, aos Estados Unidos nos anos 60 e 70, de várias tradições espirituais asiáticas — particularmente o zen-budismo, o budismo tibetano e o taoísmo —, o trabalho de conscientização sensorial mostrou uma forma nova e essencial de o indivíduo relacionar-se consigo mesmo e com suas próprias energias.

Embora esse trabalho comece nos sentidos internos e externos, ele vai muito além deles, atingindo o próprio sentido da consciência. Qualquer pessoa que leve o trabalho de conscientização a sério logo descobrirá dois fatos notáveis. O primeiro é que geralmente vivemos a vida num estado de "amnésia somática" — passamos a maior parte do tempo ignorando as sensações corpóreas, que são extremamente ricas em informações. A consciência que temos do nosso corpo não é apenas cheia de lacunas como também muitas vezes errônea, e isso foi frisado por vários terapeutas físicos, profissionais do trabalho corporal e outros. O segundo é que essa amnésia somática está intimamente associada a nossa "amnésia emocional": a constante incapacidade de sentir as emoções e atitudes que realmente motivam o nosso comportamento. As lacunas referentes à sensação geral do corpo não são meras lacunas de percepção corporal: elas representam também lacunas de percepção mental e emocional.

Em decorrência da falta de "conscientização integral", uma conscientização que nos abarque todo o ser, perdemos não só a graciosidade dos movimentos, que é nosso direito inato, como também, pior ainda, a extraordinária capacidade que tem o organismo humano de sentir-se a si mesmo de dentro, aprendendo assim novas e melhores maneiras de funcionar. Mesmo entre aqueles que desenvolvem trabalhos visando a boa forma física e a prática de artes marciais, poucos têm contato consciente com seu corpo e não se relacionam com ele através de uma consciência orgânica que se aprofunda cada vez mais, mas sim por meio da memória, da força de vontade, da coação e da repetição. O lema "sem sofrer, nada feito" é um exemplo extremo dessa abordagem.

O MUNDO NO CORPO

Do ponto de vista do taoísmo, bem como da medicina chinesa, essa falta de conscientização integral é prejudicial à saúde. Além disso, ela nos priva da visão que precisamos para a evolução psicológica e espiritual. Para o taoísta, "Assim na terra como no céu" é uma das verdades fundamentais da vida. O corpo (inclusive o cérebro) é um microcosmo do universo e segue as mesmas leis que a ele se aplicam. Não apenas o corpo está "no mundo", mas o mundo "está no corpo" — principalmente o *corpo consciente.* Para as pessoas dotadas de sensibilidade, que podem sentir-se a si mesmas com imparcialidade, a rica paisagem do mundo exterior — os rios, lagos, oceanos, marés, campos, montanhas, desertos, cavernas, florestas — encontra correspondentes diretos no mundo interior do corpo. As qualidades energéticas e materiais do mundo exterior — representadas no taoísmo pelos "cinco elementos": fogo, terra, metal, água e madeira — manifestam-se no corpo através da rede de órgãos primários: o coração, o baço, os pulmões, os rins e o fígado E os movimentos atmosféricos da matéria e da energia, que chamamos de "tempo" ou "clima" (vento, chuva, tempestade, calor, frio, umidade, secura), encontram seus correspondentes óbvios na atmosfera interior de nossas emoções. Da mesma forma, o metabolismo cósmico do mundo exterior — a conservação, transformação e utilização das energias da terra, da atmosfera, do sol, da lua e das estrelas — tem sua contrapartida no metabolismo do nosso mundo interior, no movimento e transformação de alimentos, ar, energia. Sentir os ritmos e as inter-relações entre as várias funções do próprio corpo — pele, músculos, ossos, órgãos, tecidos, nervos, fluidos, hormônios, emoções e pensamentos — é sentir as energias e as leis da própria vida. Como disse Lao Tzu: "Sem sair de casa, ele conhece o mundo inteiro. Sem olhar pela janela, ele vê os caminhos do céu."

Quer concorde com essa visão do organismo humano como microcosmo do universo, quer não, o trabalho de autopercepção logo nos mostra que os ritmos da respiração — de inspiração e expiração — são cruciais para a vida física, emocional e espiritual. Veremos que é por meio da percepção sensorial desses ritmos que podemos despertar para a consciência e a sensibilidade interior e abrir-nos para nosso próprio poder de cura — o poder criador da própria natureza. Mas, para que isso ocorra, nossa respiração deve deixar de ser "normal" para ser "natural"; deve libertar-se das motivações e constrangimentos inconscientes de nossa auto-imagem.

A PLENITUDE E A REEDUCAÇÃO PERCEPTIVA

Os padrões falhos de respiração são resultado de muitos anos e estão intimamente relacionados a nossa auto-imagem, aos nossos padrões individuais de ilusão, fuga e esquecimento. Por conseguinte, sua correção não é apenas uma questão de aplicar as técnicas certas; nem tampouco de consultar um terapeuta físico ou outro profissional de trabalho corporal para aprender a mecânica da respiração, da mesma forma que vamos a um mecânico para consertar um carburador ou escapamento que estão com defeito. Trata-se, antes de mais nada, de uma questão de *reeducação perceptual*, de aprender como sentir-nos a nós mesmos de um modo e de uma perspectiva inteiramente novos.

O verbo *curar* tem a mesma etimologia que os adjetivos *são* e *pleno**. Entretanto, como diz Gurdjieff, para ser são e pleno, preciso primeiro *saber que não sou nem são nem pleno* — preciso sentir minha "não-saúde", perceber meu desequilíbrio, minha fragmentação, minhas ilusões e contradições e minha incompleta sensação do eu para colocar-me em condições de agir. O processo de curar-me a mim mesmo começa, portanto, com minha conscientização e aceitação do que "é", da realidade viva de minha estrutura psicossomática — as formas pelas quais meus pensamentos, emoções e sensações relacionam-se com minha química, fisiologia e psicologia. Porém a conscientização daquilo que "é" não é algo que se possa promover à força. Ela depende da descoberta em mim de uma apaziguada clareza interior — uma lente incolor transparente através da qual eu possa observar-me sem julgamento, crítica ou análise. Essa clareza íntima, que Gurdjieff chama de "presença", é tanto um pré-requisito quanto um resultado do trabalho de sensação e respiração.

A importância de acompanhar a respiração

Um dos primeiros passos — um passo que não pode ser de forma alguma evitado — neste trabalho é, portanto, aprender como "acompanhar", sentir os movimentos da respiração sem interferir neles nem tentar mudá-los. Esse trabalho de acompanhamento — que em muitas terapias e escolas é deixado de lado — fornece a base sólida da percepção interior exigida para que se possam sentir os vários mecanismos envolvidos na respiração e observar as forças físicas, emocionais e mentais que agem sobre eles. Como afirmou Ilse Middendorf, uma das grandes pioneiras da terapia da respiração, é percebendo o processo de ir e vir da respiração

* N. da T.: O verbo *TO HEAL* e o adjetivo *WHOLE* derivam da mesma raiz, o inglês arcaico *HĀL*, que significa tanto "são/saudável" quanto "pleno/completo".

que descobrimos a brecha que nos mostra o inconsciente e nos tornamos capazes de promover a expansão consciente rumo a nossa plenitude[12]. A experiência me diz que essa expansão da consciência, uma espécie de "boas-vindas" que damos a tudo aquilo que somos, está no cerne da paz e do relaxamento interior completos — uma libertação orgânica da camisa-de-força que é a nossa auto-imagem e da tensão, do *stress* e das emoções negativas que tantas vezes abrigamos em nossa vida interior e exterior. São essas boas-vindas a base da plenitude, a verdadeira saúde.

Ouvir o corpo

Aprender a observar os mecanismos em ação na respiração e as várias forças físicas, emocionais e mentais que sobre ela inicidem depende, em grande parte, de aprender a sentir-se a si mesmo, a ouvir-se, a expandir a atenção para abarcar as impressões sensoriais continuamente despertadas no organismo. Embora às vezes o façamos espontaneamente, escutar o corpo em plena ação é algo relativamente raro. Isso exige que se preste atenção a duas coisas ao mesmo tempo: as condições e ações da vida exterior e os pensamentos, emoções e sensações de nossa vida interior. É só quando somos capazes de ter consciência tanto do mundo exterior quanto do interior *ao mesmo tempo* que podemos ir além das convicções da nossa auto-imagem e presenciar as verdadeiras forças que agem sobre nós.

Não é fácil aprender a "ouvir" o fluxo constante de informação que o corpo nos envia. Isso exige o direcionamento da atenção à realidade do momento presente, e não aos sonhos e à imaginação. Como afirma o psicanalista Rollo May, "em nossa sociedade é preciso muitas vezes um grande esforço para que se possa ouvir o corpo, esforço para manter uma abertura para todas as pistas que o corpo possa estar enviando". Na década de 40, May se viu diante da necessidade de ouvir seu próprio corpo ao descobrir que estava com tuberculose. Naquela época, "a única cura consistia em repouso e exercício gradual. (...) Percebi que escutar o meu corpo era de importância vital para a minha recuperação. Quando podia ter sensibilidade a meu corpo, 'ouvir' que estava cansado e precisava repousar mais, ou que tinha força suficiente para aumentar a dose de exercícios, eu melhorava. E quando havia bloqueio da minha conscientização corporal, (...) eu piorava"[13].

A AUTOPERCEPÇÃO: O COMEÇO DO AUTOCONHECIMENTO E DA AUTOTRANSFORMAÇÃO

A autopercepção permite a cada um uma relação mais autêntica consigo mesmo e com suas reais necessidades, já que revela à pessoa como ela reage às circunstâncias internas e externas de sua própria vida. Além disso, ela tem efeito direto sobre o sistema nervoso, contribuindo para promover as mudanças necessárias a seu funcionamento e desenvolvimento harmoniosos. Ao compreender como essas mudanças ocorrem, é importante perceber que o cérebro humano é composto de cerca de 100 bilhões de neurônios, cada um dos quais ligado a aproximadamente 10 mil outros neurônios. Sua principal função é promover uma relação entre partes do organismo distantes entre si, de forma que ele possa funcionar como um todo integrado no cumprimento das funções que lhe são inerentes. A maioria desses neurônios se associa, direta ou indiretamente, a algum tipo de ação motora. E esta depende de informação, de resposta sensorial, não só em relação àquilo que é interno ao organismo, mas também ao que lhe é externo. Assim, do ponto de vista da ciência, a principal função do cérebro é correlacionar nossos atos aos dados sensoriais dos quais tais atos dependem.

À medida que começamos a sentir-nos mais completamente, perceberemos por experiência própria como a correlação entre os atos e os sentidos permeia quase todos os aspectos da nossa vida. Veremos, por exemplo, como o córtex motor — a parte do cérebro que controla o sistema muscular voluntário, sendo, assim, solicitada a cada movimento intencional que fazemos — depende do córtex sensorial para obter a contínua informação de que necessita para funcionar. O córtex sensorial obtém essa informação não só dos sentidos exteriores, como a visão, o olfato, a audição e o tato, mas também dos vários sentidos interiores. As sensações cinestésicas, por exemplo, provêm de receptores flexíveis nos músculos, articulações, tendões e ligamentos, ao passo que as orgânicas provêm dos vários receptores nervosos presentes nos órgãos, nos tecidos e na pele. O córtex motor só pode concretizar nossas intenções do modo mais eficaz, equilibrado e saudável possível quando o córtex sensorial lhe transmite informações maximamente detalhadas e precisas. A autopercepção contribui para o fornecimento dessas informações.

Por meio dela, não apenas conhecemos melhor as necessidades sutis e eternamente mutáveis do nosso corpo, mas também aprendemos a compreender o efeito das emoções sobre a respiração e, por conseguinte, sobre a saúde e o bem-estar. Dando "ouvidos" à sensação do corpo, principalmente da respiração (e isso não só quando estivermos tranqüilos, mas também em meio a situações difíceis), perceberemos relações entre partes de nós que normalmente nos escapam à atenção. Sentindo a forma como a respiração muda diante de mudanças de situação — e também as atitudes, tensões, posturas e emoções que surgem nessas condições — conheceremos com riqueza de detalhes a relação íntima que existe entre a respiração e a sensação geral que temos de nós mesmos. Esse conhecimento novo e direto dá ao cérebro e ao sistema nervoso o conhecimento e os dados de que necessitam para poder libertar-nos de nossos padrões psicofísicos habituais de ação e reação. A autopercepção contribui para a criação de novas relações entre os neurônios existentes no cérebro e no sistema nervoso, as quais nos ajudam a aumentar nossa consciência global e a promover maior sensibilidade e flexibilidade na percepção e no comportamento.

Os três tipos de respiração

Quando começamos o trabalho de autopercepção, podemos observar que em nossa vida há três tipos de respiração. O primeiro, e mais comum, é a *respiração equilibrada*, na qual existe um equilíbrio relativo entre inspiração e expiração, yang e yin, sistema nervoso simpático e parassimpático. Quer seja superficial, quer profundo, esse tipo de respiração reflete o equilíbrio automático, inconsciente, presente em nossa vida. No segundo tipo, a *respiração depuradora*, a expiração tem prioridade sobre a inspiração. Ele às vezes ocorre espontaneamente sob a forma de um suspiro ou gemido quando estamos física ou emocionalmente sobrecarregados de toxinas ou tensões. A longa expiração ajuda-nos a relaxar e limpar o corpo dessas toxinas, principalmente o dióxido de carbono. O terceiro é a *respiração energizante*, no qual a ênfase recai sobre a inspiração. Esse tipo de respiração verifica-se às vezes de modo espontâneo sob a forma de um bocejo quando estamos cansados ou entediados. A inspiração longa e profunda nos fornece mais oxigênio e, por conseguinte, mais energia, ajudando a motivar-nos para a ação.

A qualidade da respiração

A forma como inspiramos e expiramos revela muito de nossa postura diante da vida. Podemos observar, por exemplo, como a extensão e a finalidade do ato de inspirar refletem nossa disposição e capacidade de abraçar a vida naquele momento, da mesma forma que a extensão e a finalidade do ato de expirar refletem nossa disposição e capacidade de renunciar, de acreditar em algo que não apenas os ornamentos de nossa auto-imagem. Podemos observar como, sob ação do medo ou outra forte emoção negativa, nós restringimos o fluxo da respiração através da contração de várias partes do corpo, a fim de reduzir a energia disponível para o sentimento; e como, diante de emoções mais agradáveis, o fluxo e a duração da respiração aumentam, permitindo-nos ganhar mais energia e, assim, sentir mais.

Ansiedade e hiperventilação

Ao sentir "a qualidade" da sua respiração, muitas pessoas percebem também que, mesmo em repouso, respiram mais rápido que a freqüência "média" de 12 a 14 vezes por minuto (uma freqüência que em si já é mais rápida que o necessário). Na verdade, muita gente costuma "hiperventilar" — isto é, inspirar rápida e superficialmente com o alto do peito — sem se dar conta disso. Essas inspirações breves e superficiais reduzem drasticamente o nível de dióxido de carbono no sangue. Isso causa constrição das artérias — inclusive da carótida, responsável pela irrigação do cérebro —, reduzindo o fluxo sangüíneo através do corpo. Quando isso ocorre, qualquer que seja o volume de oxigênio levado aos pulmões, o cérebro e o corpo recebem um volume de oxigênio menor que o necessário. A falta de oxigênio aciona o sistema nervoso simpático — o reflexo de "lutar ou fugir" —, tornando-nos tensos, ansiosos e irritadiços. Além disso, ela reduz a nossa capacidade de raciocinar com clareza e tende a colocar-nos à mercê de pensamentos e imagens obsessivos. Alguns pesquisadores acreditam que a hiperventilação possa realmente aumentar os problemas e conflitos psicológicos e que a hiperventilação crônica esteja intimamente associada a nossas ansiedades, medos e apreensões[14].

A topografia emocional da respiração

À medida que a capacidade de sentir-se a si mesmo vai aumentando, o indivíduo começa a ter uma impressão mais exata da inter-relação entre as emoções e a respiração e do efeito dessas coisas sobre a sensação geral que ele tem do seu próprio organismo. Percebe, por exemplo, que a raiva está associada a inspirações superficiais, expirações fortes e um tensionamento do corpo — principalmente no pescoço, mandíbula, peito e mãos; que o medo está relacionado a inspirações rápidas, superficiais e irregulares e à sensação de um nó apertado na parte inferior do abdômen; que a tristeza e o pesar estão ligados a um tipo espasmódico, entrecortado e superficial de respiração e a uma sensação de vazio, um oco, no abdômen; que a impaciência se associa a inspirações curtas, descoordenadas, como se aos saltos, e a tensões no peito, como se o coração estivesse querendo saltar fora dele; que a culpa e a autocrítica estão ligadas a uma respiração constrita, sufocada, e a uma sensação generalizada de esmagamento; e que o tédio está associado a um tipo de respiração superficial e sem vida e a poucas sensações em qualquer parte do corpo. Percebe, além disso, que alguns sentimentos, como o amor, a compaixão, a bondade e a admiração, estão ligados à respiração profunda e confortável e a uma sensação de abertura, energia e receptividade por todo o corpo. Naturalmente, cada um vai descobrir as variações características de sua própria topografia física e emocional.

Todo estado de espírito é um estado do sistema imunológico

Essa afirmativa é importante não apenas do ponto de vista do autoconhecimento, mas também da nossa saúde e do bem-estar. Embora, além do taoísmo, várias outras tradições e práticas falem da íntima relação que existe entre corpo e mente — a forma como os pensamentos, as emoções e o corpo influenciam-se uns aos outros —, foi só muito recentemente que a ciência ocidental começou a descobrir a química que subjaz a essa relação. Numa palestra que assisti em abril de 1995, no California Pacific Medical Center [Centro Médico do Pacífico/Califórnia], em São Francisco, Candace Pert, Ph.D., uma pioneira mundialmente reconhecida na área da neurociência, declarou que os dados científicos atuais demonstram que "todo estado de espírito é um estado do sistema imunológico". Ela discorreu a respeito da forma pela qual as "moléculas mensageiras", chamadas "neuropeptídios", transportam informação do cérebro para o corpo e vice-versa, a fim de distribuir a energia no organismo. Pert acredita que esses neuropeptídios, entre os quais estão as endorfinas, são os "equivalentes bioquímicos das emoções", podendo exercer forte influência sobre a saúde[15]. Quando questionada sobre como usaria esse conhecimento se tivesse de submeter-se a uma cirurgia, ela respondeu que conversaria com o cirurgião até compreender a operação e saber quais os órgãos e procedimentos que estariam envolvidos no processo. Segundo Pert, essa compreensão, aliada à visualização do processo de cura, poderia contribuir para liberar os neuropeptídios necessários à recuperação.

O autoconhecimento pode melhorar nossa saúde

Tanto para os taoístas quanto para os cientistas, está claro que, no contexto certo, o autoconhecimento pode ter forte influência benéfica sobre o sistema imunológico. Mas, para adquirir esse conhecimento de forma que nos seja útil, para ganhar uma compreensão profunda das várias forças mentais, emocionais e físicas que agem sobre nossa saúde e o bem-estar, precisamos aprender a sentir nosso corpo — músculos, órgãos, ossos, tecidos, etc. — com maior imparcialidade. Precisamos aprender a tirar "instantâneos sensoriais" do nosso funcionamento orgânico. Quando o conseguirmos, começaremos a notar os vários hábitos de nossa estrutura psicofísica, juntamente com os princípios fisiológicos que dão a esses hábitos o poder de influir sobre a saúde. Começaremos a ver quais são as formas particulares pelas quais reagimos, mental e emocionalmente, às várias fontes de *stress* presentes em nossa vida, às ameaças e exigências que, em geral inconscientemente, percebemos quando colocados diante de novas circunstâncias. Isso é muito importante, uma vez que hoje em dia se crê que os distúrbios direta ou indiretamente relacionados ao *stress* produzem cerca de 50 a 80% do total de doenças. Entre esses distúrbios incluem-se a hipertensão, as cardiopatias, a síndrome do cólon irritável, a depressão, a artrite, a insônia, úlceras, resfriados crônicos, certos tipos de câncer e muitos outros mais.

Uma das maneiras pelas quais o *stress* mina a saúde é aumentando a produção de cortisona, um hormônio que, quando em excesso, inibe o sistema imunológico. Um estudo publicado em meados de 1990 em *The New England Journal of Medicine* relata que os participantes saudáveis que receberam gotas contendo vírus da gripe para aplicar no nariz estavam suscetíveis ao vírus em proporção direta ao grau de *stress* emocional que viviam na época. Outros estudos mostraram que o *stress* — e o medo e ansiedade que a ele normalmente se associam — pode provocar piora em portadores de doenças do sistema imunológico, como a esclerose múltipla e a artrite reumatóide[16]. Porém, aprendendo a sentir-se com mais precisão, a pessoa pode começar a entender que o problema nem sempre é o *stress* em si — na verdade, um pouco de *stress* pode mesmo ser benéfico para a saúde —, mas sim *a forma com que habitualmente se reage a ele.* É aqui que as emoções desempenham papel fundamental.

As emoções e o sistema nervoso autônomo

Através da autopercepção, o indivíduo começa a perceber por si mesmo a relação entre suas emoções e o chamado sistema nervoso autônomo, que controla os músculos lisos e as glândulas. Esse sistema atua tanto para excitar quanto para inibir certas ações e secreções interiores e exteriores. À medida que aprende a sentir os efeitos fisiológicos que o medo, a raiva e a ansiedade, por exemplo, causam sobre si, o indivíduo compreende empiricamente como eles estão associados ao ramo simpático do sistema nervoso autônomo, que prepara o corpo para a reação de "lutar ou fugir". O sistema simpático funciona de modo "empático" em relação às nossas emoções, principalmente as que dizem respeito ao medo, ao perigo e à excitação. Suor, boca seca e outros indícios são sinais de que ele está em ação. Esse sistema, cujos neurônios estão situados principalmente no peito e nas regiões medianas da espinha dorsal, comunica-se com o resto do corpo transmitindo impulsos do cérebro através de cadeias de gânglios simpáticos que correm por ambos os lados da coluna. Dos gânglios partem fibras nervosas que levam os impulsos aos vários órgãos internos. Esses impulsos nervosos reduzem a motilidade dos órgãos digestivos, aumentam a freqüência cardíaca e a pressão sangüínea, constringem os vasos sangüíneos, dilatam (abrem) as vias aéreas pulmonares, liberam o açúcar armazenado no fígado e bombardeiam o organismo com descargas de adrenalina e norepinefrina, produzidas pelas glândulas supra-renais, de forma a liberar mais sangue e energia para a ação.

O papel das emoções negativas na sobrevivência

Por mais que nos compliquem a vida, está claro — pelo menos às vezes — que aquilo que chamamos de "emoções negativas" tem grande valor do ponto de vista da sobrevivência. Muitas emoções negativas são simples sinais de que algo está errado ou de que é preciso fazer alguma coisa para evitar um possível problema. A ansiedade de um aluno por causa de uma prova ou a de um executivo por causa de um relatório financeiro que deve estar pronto no dia seguinte podem desempenhar uma função benéfica ao estimular a preparação adequada, contanto que a ansiedade não se torne tão excessiva que provoque medo e falta de concentração. A raiva de uma mulher diante de um homem que a maltrate física ou psicologicamente pode contribuir para motivá-la a abandonar o relacionamento ou a buscar outro mais sadio com novo parceiro, e não para torná-la violenta ela mesma. A raiva que provoca numa mãe a filha adolescente que passa a noite fora de casa pode ser o fator necessário a levá-las a tentar comunicar-se de uma nova maneira. A vida está cheia de exemplos de como as assim chamadas emoções negativas podem, quando não são excessivas, fornecer importantes informações sobre o que está se passando ao redor, informações essas que podem ajudar-nos a tomar decisões inteligentes por nós e pelos outros.

Infelizmente, muitas emoções negativas logo atingem um ponto em que parece não restar solução. Muitas vezes nos vemos incapazes de aprender algo com elas ou tomar alguma atitude a respeito daquilo que as motiva Essas emoções deixam-nos com o coração disparado, músculos contraídos, má digestão, constipação, tensão, etc. Com o tempo, essas condições podem tornar-se crônicas e consumir a energia que precisamos para curar-nos e crescer interiormente. Quando elas se transformam em hábitos, o ramo parassimpático do sistema nervoso autônomo, que refreia o sistema nervoso simpático, pouco poderá fazer para proporcionar mais que um alívio temporário — a menos que a pessoa aprenda como acioná-lo conscientemente por mais tempo.

Como acionar o sistema nervoso parassimpático

Para aprender a acionar o sistema nervoso parassimpático, vale a pena conhecer um pouco de sua organização. Os neurônios desse sistema estão localizados principalmente em certos nervos cranianos, como o vago, que parte do bulbo cerebral e desce até a parte póstero-inferior da coluna. Os gânglios parassimpáticos não percorrem a espinha dorsal, mas situam-se nas proximidades dos órgãos que influenciam. Os impulsos deles reduzem a freqüência cardíaca, dilatam os vasos sangüíneos, aumentam o peristaltismo digestivo e constringem as vias aéreas pulmonares, contribuindo assim para a desaceleração e regeneração do organismo.

Como acionar intencionalmente esse sistema, nossa reação de relaxamento, sem o auxílio externo de psicólogos, massoterapeutas e outros profissionais? A chave está na *atenção*. Sabemos por experiência própria que, quando estamos tensos ou estressados, nossa atenção — dirigida pelo sistema nervoso simpático — automaticamente se concentra na suposta causa da tensão, nos pensamentos e sentimentos compulsivos que surgem em decorrência dela ou nos desagradáveis sintomas físicos específicos que identificamos. Por conseguinte, a percepção que temos de nós mesmos se estreita tanto que não conseguimos sequer pensar numa alternativa. Para aprender a relaxar nessas situações, precisamos aprender a trabalhar ativamente a atenção, a ampliá-la a fim de abarcar as partes de nós que estão fora do alcance das emoções negativas que vivemos naquele determinado momento. Um dos meios mais eficazes de conseguir isso é por meio da autopercepção. Segundo Ernest Rossi, um pioneiro no campo da relação mente/corpo, "basta fechar os olhos e sintonizar as partes de seu corpo que mais lhe estiverem transmitindo a impressão de conforto. Ao localizar uma dessas partes, simplesmente goze do conforto que ela lhe transmite e deixe que ele se aprofunde e se espalhe por si mesmo através de todo o seu corpo. O conforto é mais que uma palavra ou um estado de preguiça. Penetrando fundo no que lhe proporciona conforto, você aciona seu sistema parassimpático — sua reação natural de relaxamento"[17]. Como veremos depois, a respiração natural tem importante papel no aprendizado de como usufruir do conforto e, portanto, na harmonização das funções agressivas e restauradoras do sistema nervoso[18]. Além disso, já que a respiração natural massageia os órgãos internos e relaxa a parte inferior das costas, ela influi beneficamente sobre os nervos e gânglios parassimpáticos dessa área.

Infelizmente, a maioria das pessoas não sabe como sentir a si própria nem tem muita consciência do quanto a percepção e o comportamento são condicionados por emoções como o medo, a raiva e a ansiedade. Acostumamo-nos tanto a conviver com altos níveis de *stress* e com emoções negativas que acabamos por achá-los "normais", não percebendo o alto preço que eles cobram de nossa saúde e vitalidade. O barulho que esse *stress* provoca impossibilita quase que por completo que a inteligência do corpo, pacífica e onipresente, se faça ouvir. Incapazes de percebê-la, exacerbamos a situação procurando alívio rápido em algum tipo de estímulo excessivo — álcool, drogas, fumo, cafeína, comida, sexo, televisão, o que seja. Às vezes, ao perceber por um instante a falta de sentido da situação, tentamos lidar racionalmente com o *stress* de que somos vítimas. Mas nossa mente, isoladamente, pouco pode fazer para descobrir soluções eficazes, principalmente numa sociedade como a nossa, na qual a informação nos inunda a consciência com imagens e notícias negativas vindas de todo o mundo. O resultado é um acúmulo de tensões cada vez maior, a sensação de impotência e desamparo e o surgimento inevitável de vários sintomas e doenças crônicas, muitos dos quais decorrem não apenas da carga de *stress* que enfrentamos, mas também da forma como tentamos fugir a ela.

Lidar com os efeitos do *stress* não é a solução

Incapazes de imaginar verdadeiras soluções para os diversos tipos de *stress* a que somos submetidos, fomos com o tempo descobrindo formas de "lidar" com os efeitos que provocam sobre nós. Algumas pessoas simplesmente dão vazão a suas emoções negativas, principalmente a raiva, descontando nos outros, por acreditar que assim fazem bem a si mesmas. Entretanto, estudos recentes indicam que isso as deixa, ao fim, com mais raiva do que tinham no início, aumentando assim os riscos à sua saúde[19]. Além disso, esse comportamento só contribui para derramar a carga de negatividade sobre os demais, acrescentando mais um aos problemas que a pessoa já tem.

A expressão de emoções negativas, porém, provavelmente não é tão comum quanto a tentativa de evitar senti-las. Quando crianças, muitos aprenderam a usar a fantasia e a repressão para se fechar e distanciar-se dos sentimentos dolorosos e contraditórios que os assaltavam ao perceberem que seus pais não os aceitavam como eram, exigindo, ao contrário, que "crescessem" de acordo com a sua própria imagem. Já adultos, muitos aprenderam a "engolir" as emoções negativas e a refugiar-se naquelas que consideram positivas. Aprenderam a suprimir as emoções negativas a fim de agir dentro daquilo que acreditam ser um estilo razoável, a julgar pela sua auto-imagem.

Mas sabemos pela lei científica da conservação da energia que a energia neuroquímica dessas emoções não pode ser destruída — ela só pode ser transformada. E, se prestarmos atenção, saberemos também que essa energia é geralmente transformada em energia cinética ou mecânica que atua, inadvertidamente, sobre os nervos, tecidos, estruturas e movimentos do corpo.

A repressão de emoções manifesta-se não só na nossa postura e nos movimentos, mas também em tensões encerradas em pontos profundos do corpo, tensões que nos consomem a energia e minam nossa saúde física e psicológica. Aprendendo a detectar essas tensões, estaremos por fim diante de nossas emoções — em grande parte inconscientes — de raiva, medo, ansiedade, etc. O objetivo aqui não é livrar-se dessas assim chamadas emoções negativas, pois isso seria, além de indesejável, impossível. Trata-se, ao contrário, de buscar a coragem de senti-las integralmente e de expô-las à luz transformadora da conscientização imparcial. Do ponto de vista taoísta, quando nos conscientizamos totalmente de nossas emoções negativas sem ampliá-las nem defender-nos contra elas, a energia química que elas ativam em nós pode transformar-se em pura energia vital. Como diriam os taoístas, "as nuvens, a chuva e os raios são tão necessários ao meio ambiente quanto o sol e o bom tempo. Sem um equilíbrio harmonioso de ambos os tipos de condições climáticas, a natureza se tornaria estéril". É através da respiração, através principalmente da respiração natural, que poderemos descobrir essa harmonia dinâmica em nós. É através da respiração profunda, confortável e natural que poderemos ativar o sistema nervoso parassimpático e, assim, o processo da cura — o processo pelo qual nos devolvemos à plenitude.

A importância do "esforço sem força"

Como já vimos, o trabalho de respiração começa com uma sondagem da atmosfera *interior* do organismo — a postura emocional básica que adotamos diante de nós mesmos e do mundo. Entretanto, quando comecei a trabalhar minha respiração a sério, visando entrar em contato mais direto comigo mesmo, logo percebi que a maioria de meus "esforços" se baseava na força, na vontade, não na habilidade e na sensibilidade, e que, em vez de trabalhar *com* as leis da respiração natural, eu estava trabalhando *contra* elas. Em resumo, estava usando meu sistema nervoso simpático com o intuito de acionar o parassimpático. Quanto mais eu "tentava" respirar naturalmente, mais tensão em mim se criava. Essa descoberta foi muito importante, pois mostrava claramente como eu sabotava meus esforços em quase todas as áreas de minha vida. Aprendi a importância do "esforço sem força" com meus vários mestres — a importância de agir não apenas *fazendo* como também *sendo*, com uma profunda sensibilidade íntima à minha própria situação —, mas não foi senão quando comecei a trabalhar a fundo com a sensação interior do corpo que eu comecei a integrar minha compreensão das razões fisiológicas e bioquímicas dessa técnica à sua real prática.

À medida que penetrava mais fundo no significado do esforço sem força, comecei a entender por meio da autopercepção que meus esforços habituais — em geral movidos por atitudes e emoções invisíveis — traziam com eles tensões musculares desnecessárias, que não apenas desperdiçavam minha energia, mas também inundavam meu corpo de adrenalina e restos metabólicos. A tensão gera aquecimento, e meus esforços "me aqueciam", aumentando minha freqüência cardíaca e respiratória. Além disso, essa tensão desnecessária deixava meu sistema sensorial em estado de alerta, enviando-me ao cérebro sinais de perigo. Quanto mais tensão eu sentia, mais ocupado ficava meu cérebro tentando lidar com ela. E quanto mais ocupado meu cérebro com essa tentativa, mais dificuldade eu tinha em concentrar-me em outros assuntos importantes para mim.

À medida que aprendermos a nos sondar — principalmente no que se refere à respiração —, veremos que a sensação de intenso esforço nas diversas áreas da vida é, em geral, sinal de uma relação "errada" não apenas com nossos atos, mas, principalmente, com nós mesmos. Não se trata de algo errado no sentido ético ou moral, mas sim no de contraprodutivo — algo que vai de encontro às leis da harmonia de funcionamento. O esforço errado constringe a respiração, nos isola de nossa própria energia e provoca ações que não pretendíamos empreender. Como afirmou Moshe Feldenkrais, "a sensação de esforço é a impressão subjetiva de movimento desperdiçado, (...) de outras ações que se processam, além das que eram pretendidas"[20]. Hoje para mim está claro que, quando aprendemos a nos perceber de modo mais completo e imparcial, liberamos a inteligência inerente à mente e ao corpo para aprender novos e melhores meios de atingir nossos objetivos e promover a saúde.

"A lei do menor esforço"

Para reconhecer que isso é possível, é preciso saber que o cérebro aprende e cumpre suas funções melhor quando emprega o menor esforço possível para realizar uma determinada tarefa. Por milhares de anos os mestres taoístas vêm frisando esse princípio, recomendando que os discípulos não usem mais do que 60-70% de sua capacidade de realizar práticas físicas ou espirituais. A lei psicofísica de Weber-Fechner mostra uma das razões por que isso é tão importante, já que prega que "os sentidos são organizados de forma a apreender melhor as diferenças entre dois estímulos do que a intensidade absoluta de um só estímulo"[21]. Quando nos esforçamos para "fazer" alguma coisa, quando empregamos demasiada força para atingir nossas metas, geralmente o corpo inteiro acaba ficando tenso. Essa tensão dificulta o discernimento, por parte do cérebro e do sistema nervoso, das sutis impressões sensoriais necessárias ao cumprimento de nossa intenção da forma mais criativa possível.

Entretanto, a "lei do menor esforço" não é uma licença para a preguiça. A saúde, o bem-estar e o crescimento interior exigem um equilíbrio dinâmico entre tensão e relaxamento, entre yang e yin, e dependem da nossa capacidade de discernir, por intermédio dos sentidos internos e externos, o que é e o que não é necessário em nossos esforços e atos. Para poder sentir-se com clareza, a pessoa precisa ser capaz de contactar uma parte ou dimensão de si mesma que é tranqüila, confortável e livre de tensões desnecessárias. É a sensação das impressões sutis que provêm desse lugar mais tranqüilo que nos permite detectar e liberar a tensão que existe em outras partes do organismo. Em resumo, o relaxamento é indispensável à eficácia da ação. Mas esse relaxamento não deve ser um "colapso" do corpo nem da consciência. Ele se aproxima mais do "relaxamento vigilante" de um gato. O relaxamento vigilante possibilita a manifestação do grau adequado de contração — a tensão vitalizante conhecida por "tônus" — em qualquer situação dada.

O PODER DA LIBERDADE DE PERCEPÇÃO

Existem vários motivos óbvios para aprendermos a relaxar as tensões desnecessárias, um deles, geralmente esquecido, é o fato de que o relaxamento libera o cérebro para captar e reagir a uma gama maior e mais sutil de dados e impressões. Esse aumento da "liberdade de percepção" é um dos principais fatores na promoção da saúde, pois permite que o cérebro e outros sistemas do corpo utilizem ao máximo sua propriedade de identificar problemas e reagir adequadamente. Os hormônios, enzimas, endorfinas, células T e neuropeptídios produzidos pelo organismo mudam drasticamente na proporção do aumento da capacidade perceptiva. Com esse aumento, nossas energias não ficam presas a velhos padrões, mas livres para reagir às reais necessidades e possibilidades do momento.

Há uma maravilhosa parábola taoísta que ilustra a importância da liberdade de percepção. Um homem ia andando penosamente por uma estrada de barro, levando ao ombro uma longa vara, de cujas pontas pendiam quase todos os seus pertences. Ao vê-lo, o condutor de uma carroça ofereceu-lhe uma carona na parte de trás. O homem, agradecido, aceitou. Quando começaram a sacolejar pela estrada esburacada, o condutor, ouvindo o barulho que vinha do fundo da carroça, virou-se e viu o homem, com a pesada vara ainda nos ombros, chocando-se contra as laterais enquanto tentava equilibrar-se de pé.

— Por que não põe a vara aí e relaxa um pouco? — perguntou ele.

— Não quero colocar ainda mais peso na sua carroça já tão carregada — respondeu o outro com sinceridade, enquanto lutava para manter o equilíbrio.

Qualquer pessoa que tenha estudado artes marciais, tai chi, dança, etc. sabe que o corpo é capaz de grande inteligência, sensibilidade e ação quando consegue libertar-se de tensões desnecessárias. Há a lenda do mestre de tai chi que conseguiu relaxar tanto, ficar tão sensível às forças em ação dentro e ao redor dele próprio, que seu corpo balançava suavemente diante do impacto do pouso de uma mosca em seu ombro. E há também a lenda de outro mestre em cuja palma da mão um pássaro pousou: toda vez que percebia que ele se contraía para bater asas, o mestre simplesmente relaxava a mão e o pássaro ficava sem nada de sólido para poder levantar vôo. Por mais fantásticas que essas lendas possam parecer, é a capacidade de ser sensível ao que se passa dentro de nós em meio à ação, de estar relaxado e livre o bastante para perceber as sutis variações nos sentimentos e sensações, que jaz no âmago da saúde e do bem-estar. E é por meio da respiração natural que podemos começar a ter contato com essa sensibilidade e essa liberdade.

EXERCÍCIO

Procure exercitar-se num local em que não possa ser interrompido por telefonemas ou pela chegada de outras pessoas. Embora o horário mais indicado seja de manhã cedo, você poderá praticar este exercício a qualquer hora do dia, contanto que não após o início da noite ou menos de uma hora após as refeições. Use o mínimo de roupas e jóias, dando preferência a roupas soltas, folgadas, principalmente na área da cintura e da pélvis. Não fique ao ar livre se estiver fazendo muito frio ou ventando demais. Lembre-se de manter o espírito esportivo e não se preocupe com resultados. À medida que sua respiração começar a atingir mais partes de você mesmo, os resultados se farao sentir — na maioria das vezes, quando você menos esperar.

Os exercícios deste livro foram divididos em etapas quando recomendável. Cada nova etapa se baseia na precedente. Não parta para uma nova etapa antes de sentir-se à vontade com a anterior.

1 **Postura básica: de pé**

As indicações posturais que se seguem são válidas não apenas para este exercício, mas para todos os outros em que for preciso ficar de pé. Não estranhe se, à primeira vista, a posição indicada lhe parecer esquisita. À medida que você a for utilizando mais, seu corpo começará a compreendê-la através de uma sensação interior, permitindo-lhe relaxar muito mais assim que em qualquer outra postura que adotar quando estiver de pé. Além disso, essa postura lhe possibilitará o contato profundo com a terra, dando-lhe uma base estável como ponto de partida para os exercícios. Fique de pé, joelhos levemente dobrados, pés paralelos (a distância entre eles deve ser aproximadamente a distância que vai de um ombro a outro) e braços ao lado do corpo (Figura 10). Incline o sacro (o osso triangular que forma a parte posterior da pélvis) levemente para a frente, de forma que o cóccix fique mais ou menos direcionado para o chão e sua coluna lombar, bem reta (nenhuma arqueação). Dê uma leve abertura aos joelhos, de forma que fiquem mais ou menos paralelos a seus pés. Quando fizer isso, sentirá que seu períneo (a área entre o ânus e os órgãos sexuais) e suas virilhas se abrem. Deixe os ombros e o esterno relaxarem e sentirá que sua cabeça será como que puxada para cima pelo cocuruto, esticando suavemente a parte posterior do pescoço.

2 **O despertar da atenção**

Depois de colocar-se na postura acima descrita, procure sentir simultaneamente tantas partes de seu corpo quanto possível. Então deixe parte de sua atenção concentrar-se nos pés. Sinta os vários pontos em que eles tocam o chão — os dedos, as "almofadas" sob o dedão e o dedinho, o calcanhar e a borda externa de cada um. Quando sentir os pés relaxarem, sinta seu peso afundar na terra e apoiar-se nela. Na medida em que a sensação de afundar for se tornando mais clara, balance-se levemente para frente e para trás nos pés, da ponta ao calcanhar e vice-versa. Veja como vários músculos dos pés, pernas e pélvis contraem-se e se relaxam, a depender de sua posição em relação à força da gravidade. Tente perceber os ajustes que se processam nas costas, no peito e no pescoço. Em seguida, transfira o peso de um lado do corpo para o outro. Procure sentir uma perna se tensionando enquanto a outra relaxa. Deixe que sua atenção capte tantas sensações desses sutis movimentos quantas puder.

Pratique este exercício por, pelo menos, cinco minutos. Então fique de pé, imóvel, por um ou dois minutos e tente apreender quais as mudanças que ocorrem na sensação geral que você tem de si mesmo.

Figura 10

Postura básica: de pé

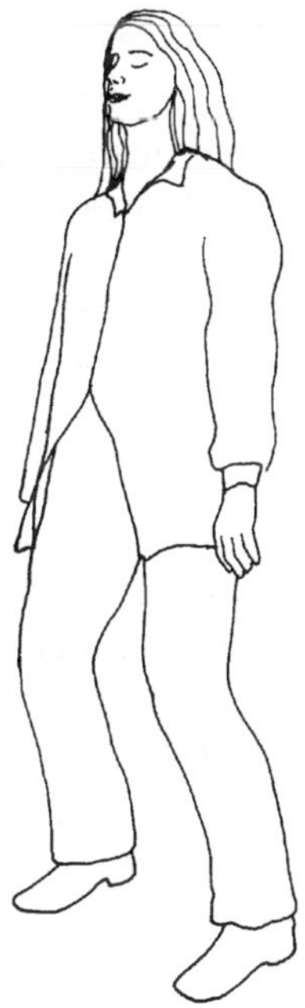

3 **Postura básica: sentado**

Agora sente-se confortavelmente, numa cadeira ou de pernas cruzadas numa almofada no chão, e sinta-se a si mesmo aí sentado. Deixe a coluna relaxada e ereta e não se encoste em nada. Os quadris devem ficar mais altos que os joelhos. Balance-se suavemente para frente e para trás sobre os ossos em que está sentado até encontrar-se em relativo conforto e equilíbrio na posição. Não se apóie sobre o cóccix. Essa região é repleta de nervos, constituindo um dos principais centros de energia do corpo. Forçando essa área, você estará prejudicando não só sua conscientização como também sua saúde. Se a coluna começar a doer durante a prática deste exercício, simplesmente balance-se lentamente sobre os ossos em que está apoiado para sentar-se.

4 **Penetre mais fundo na sensação**

Depois de encontrar uma posição na qual possa ficar sentado mantendo uma postura ao mesmo tempo ereta e confortável, deixe que os pensamentos e sentimentos comecem a acalmar-se. Um meio muito eficaz de promover essa transição para a "calma interior" é concentrar-se na sensação geral do corpo. Comece deixando que as impressões relativas a seu peso e sua forma penetrem-lhe na consciência. Deixe-se realmente sentir todo o seu peso na cadeira ou na almofada. Quando conseguir senti-lo claramente, concentre-se ao máximo na sensação da sua pele.

Quando a sentir pulsando, vibrando, concentre-se em sua forma geral, na estrutura externa do corpo — inclusive em quaisquer tensões a que ela possa estar submetida. Sinta-se aí sentado e vá deixando sua consciência cinética e orgânica ganhar vida. À medida que sua sensibilidade interior aumentar, você começará a perceber essa sensação como um tipo de substância ou de energia através do qual você pode apreender impressões diretas da atmosfera de sua vida interior.

5 **Inclua seus pensamentos e sensações**

Com o tempo, à medida que sua sensação se tornar cada vez mais vital, mais abrangente, você perceberá que é capaz de detectar seus pensamentos e sentimentos logo que eles começam a ganhar forma — antes de absorver-lhe completamente a atenção. Deixe-os ir e vir à vontade, mas não se ocupe deles, não os julgue nem analise. Ao contrário, simplesmente inclua-os na consciência como parte da realidade do momento.

6 **Inclua a respiração**

À medida que você prossegue nesse trabalho — e à medida que a atenção interior se torna mais forte e mais estável —, inclua a respiração em sua consciência do corpo. Acompanhe-a. Perceba quais os movimentos e sensações a ela associados. Deixe-se realmente sentir os movimentos de inspiração e expiração, bem como suas limitações e restrições, no contexto da sensação total do corpo. Observe de que forma a respiração influencia sua sensação de si mesmo. Não tente mudar nada. Trabalhe nisso por 15 minutos ou mais. Pratique este exercício duas vezes ao dia, pela manhã e à noite, durante uma ou duas semanas antes de começar os próximos.

O DESPERTAR DA AUTOCONSCIÊNCIA ORGÂNICA

Como dissemos no primeiro capítulo, a respiração tem influência sobre todos os principais órgãos do corpo. Contudo, a maioria das pessoas tem pouca consciência de seus órgãos internos. Poucas conhecem a exata localização desses órgãos no corpo, e os médicos não parecem muito interessados em ensinar-lhes. Só quando fiz quarenta e tantos anos é que fui saber qual a diferença entre o intestino grosso e o delgado e sua localização. Se você for uma dessas pessoas, dê uma olhada na Figura 11. Estude-a com atenção, tentando identificar a posição aproximada desses órgãos em seu próprio corpo.

Ao empreender esse trabalho de conscientização orgânica, é importante ter em mente que, embora os órgãos e tecidos internos sejam permeados de nervos, as sensações nessas áreas não são tão fortes quanto as das áreas mais próximas da superfície do corpo, principalmente a pele. A sensação de dor num determinado órgão é geralmente "transferida" por segmentos nervosos espinhais para outros locais, de forma que fica parecendo que a dor está vindo de um ponto próximo da pele. Embora se saiba que os problemas cardíacos, por exemplo, geralmente se fazem sentir primeiro nos braços, nos ombros e no pescoço, é bem menos conhecido o fato de que o útero e o pâncreas transferem a dor para a região lombar; os rins, para a área da virilha; e o diafragma, para os ombros.

EXERCÍCIO

1 **Visualização e sensação dos órgãos internos**

Sentado na postura básica, visualize e sinta cada um de seus órgãos internos. Enquanto procura senti-los, use as mãos para tentar apalpá-los ou massageá-los. Comece pelo órgão mais fácil de sentir: o intestino delgado (na região do umbigo). Em seguida, passe para o fígado (no lado direito da caixa torácica), o estômago, o pâncreas e o baço (todos mais ou menos no lado esquerdo da caixa torácica). Então, tente sentir o cólon,

Figura 11

Órgãos internos

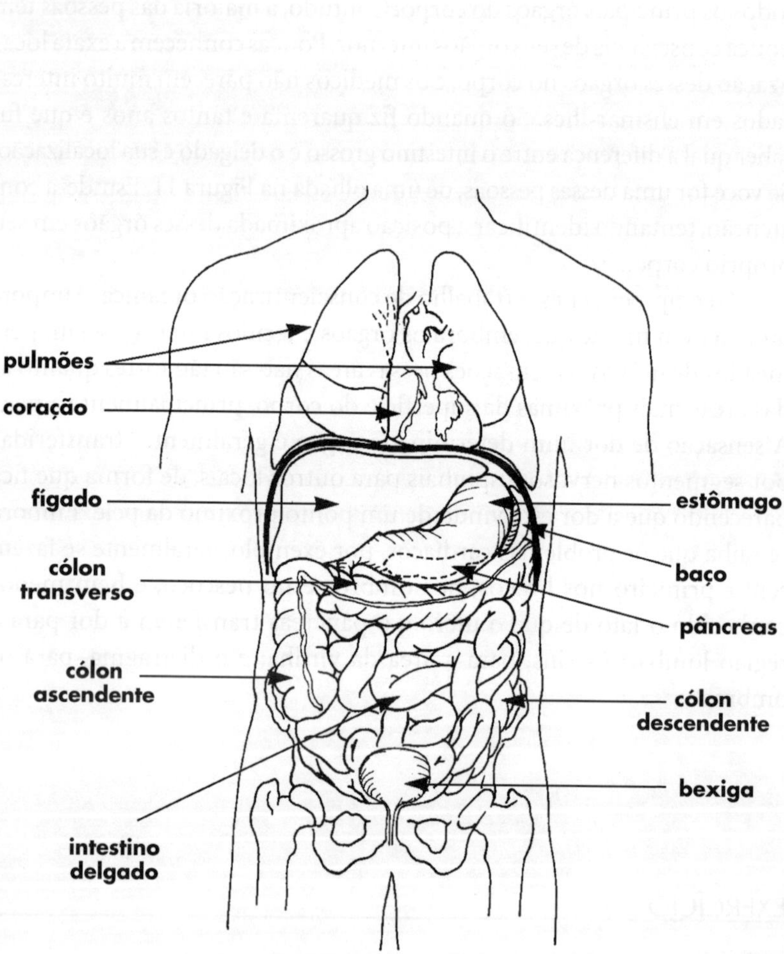

o intestino grosso. (O cólon se estende do fim do intestino delgado, perto do osso do quadril direito, até o lado superior direito do abdômen, e se enrola em torno da área do fígado, por trás das costelas direitas. Daí ele cruza a parte dianteira do corpo em algum ponto entre o esterno e o umbigo, enrola-se por trás das costelas esquerdas e desce em direção ao quadril esquerdo. Perto do quadril, ele dobra em direção ao centro do corpo e se transforma no reto.) Depois, concentre-se no coração (mais ou menos no centro do peito), nos pulmões (ladeando o coração) e nos rins (protegidos pelas costelas inferiores, localizados um de cada lado da porção mediana das costas). Tocando suavemente nessas áreas, sinta os músculos e tecidos em torno dos órgãos começarem a relaxar. Passe ao menos uns dois minutos sentindo cada área.

2 Sinta os movimentos exteriores da respiração

Em seguida, ponha as mãos sobre a parte inferior do peito, com a borda inferior de cada uma tocando a base das costelas inferiores e as pontas dos dedos médios tocando uma à outra na base do esterno. Essa é a área em que a parte anterior do diafragma se prende às costelas. Sua porção central é, na verdade, mais alta, mais ou menos na altura dos mamilos. Observe a respiração. Veja se consegue sentir como o diafragma se move enquanto você inspira e expira. Não faça uso da força. Não tente mudar nada. Simplesmente observe e sinta.

Depois ponha as mãos sobre o umbigo. Você consegue sentir algum movimento na barriga ao inspirar e expirar? Ponha as mãos sobre as costelas inferiores, na frente do corpo. Quais os movimentos que você percebe durante a inalação? E durante a exalação? Em seguida, ponha as mãos sobre as costelas, de ambos os lados do corpo. O que acontece quando você inspira e expira? Ponha as mãos de cada um dos lados da parte inferior das costas, na região dos rins (nas costas, na altura do umbigo, perto da segunda ou terceira vértebra lombar). Mais uma vez, tente sentir o que acontece enquanto você inspira e expira. Agora ponha as mãos sobre a parte superior do peito. Observe o que ocorre quando você respira. Não deixe de registrar quaisquer restrições ou limitações que você detectar em sua respiração. Passe pelo menos dois ou três minutos em cada uma dessas sondagens.

3 Penetre mais fundo na sensação

Agora repita o exercício. Mas, desta vez, deixe sua atenção mergulhar mais fundo no que você está sentindo. Enquanto sente os movimentos da respiração, tente perceber como os seus órgãos internos estão sendo influenciados por ela. Ponha as mãos sobre o meio da região peitoral, como fez antes. Você consegue sentir o diafragma pressionando alguns dos órgãos enquanto você inspira? Quais? O que acontece quando você expira? Agora ponha as mãos sobre o umbigo. O que ocorre na área do intestino delgado enquanto você inspira e expira? Em seguida, ponha as mãos sobre as costelas inferiores, na frente do corpo. Sinta o que se passa na região do fígado, à direita, e na do estômago e do pâncreas, à esquerda. Continue praticando na mesma seqüência do exercício anterior.

4 Inclua as emoções

Pratique o exercício de novo, só que, desta vez, procure registrar todas as sensações de calor, frescor, secura ou umidade que vierem de seus órgãos ou das proximidades deles. Ao mesmo tempo, tome nota das emoções que estiverem presentes, cuidando apenas para não prender-se a elas, julgá-las ou analisá-las. Limite-se a incluí-las em seu campo de percepção enquanto prossegue no trabalho de sentir-se a si mesmo. Será como se você estivesse tirando instantâneos de dentro de si mesmo através das objetivas de sua sensação — a sua consciência orgânica interior.

Este é um exercício fundamental, ou seja, você pode e deve praticá-lo diariamente. Mais tarde, quando já tiver mais habilidade em "fotografar-se internamente" a sós, talvez se veja fazendo o mesmo quando estiver acompanhado. Mas seja paciente. Aprender a observar, através da sensação, as inter-relações entre respiração, tecidos, órgãos e emoções é um passo crucial tanto para a autocura quanto rumo à plenitude. Isso o ajudará não apenas a atentar mais para as atitudes inconscientes que trazem *stress* à sua vida, como também a libertá-lo dessas atitudes. A maioria das práticas discutidas em capítulos futuros se baseará nesta prática de conscientização orgânica, desenvolvendo as idéias apresentadas neste capítulo.

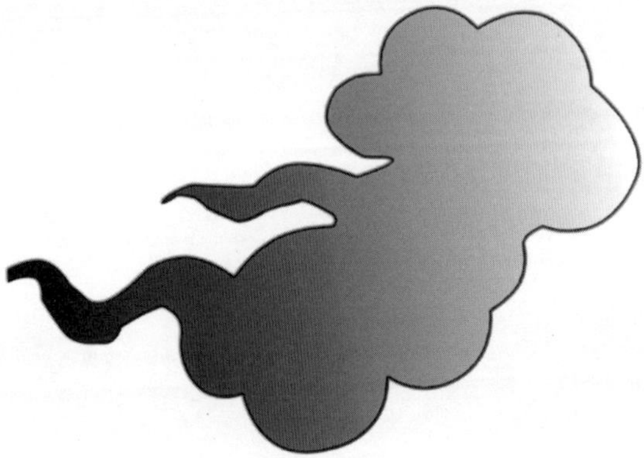

3
A VISÃO TAOÍSTA DA ENERGIA E DA RESPIRAÇÃO

Para o taoísta, o cultivo consciente da respiração
é um meio altamente eficaz
não só de extrair energia do mundo exterior,
mas também de regular as vias energéticas do mundo interior,
contribuindo para promover o equilíbrio harmonioso
entre o corpo, a mente e as emoções.

Em muitas culturas tradicionais, a respiração é vista como uma manifestação direta do espírito. É a energia sutil do espírito que nos anima, e nós a recebemos quando a inspiramos ou quando ela é insuflada em nós. Termos como *prana* (Índia), *pneuma* (Grécia), *lung* (Tibete), *num* (dos habitantes do Kalahari), *ruach* (hebraico), *neyatoneyah* (Lakota Sioux), *baraka* (Islã) e *chi* (China) são apenas alguns dos muitos nomes dessa força vital superior da qual se crê que dependemos. E é através da respiração que podemos conscientemente ligar-nos com ela.

Embora a ciência ocidental rejeite em bloco a noção de uma força sutil de energia ou de vida que nos anima, ela acredita, como muitas tradições, que vivemos num universo de energia e de transformações de energia e que dependemos dessa energia para pensar, sentir, mover-nos, etc. Para o cientista ocidental, as energias — que se classificam em mecânica, química, elétrica, radiante e nuclear — se definem em relação ao "trabalho" que podem realizar. Esse trabalho precisa, porém, ser mensurável através das técnicas das ciências exatas, principalmente através de instrumentos projetados com essa finalidade. Por definição, nada que não possa ser assim medido tem existência. É verdade que outros pesquisadores — inclusive alguns filiados a ciências "menos exatas", como a psicologia e a psiquiatria — postularam ao longo dos anos a existência de energias sutis com o nome de bioplasma, bioeletricidade, energia biocósmica e assim por diante. E, além disso, muitas vezes definiram tais energias em relação ao trabalho que elas realizam — principalmente em relação ao corpo e à mente. Entretanto, até agora eles não obtiveram o *status* que merecem dentro de uma sociedade movida pela união entre a ciência, a tecnologia, o governo, o corporativismo da classe médica e a indústria de medicamentos.

Um dos mais famosos dentre os pesquisadores dessas energias é Wilhelm Reich. Baseando-se em muitos fatos empíricos — comprovados, de resto, por um sem-número de pessoas —, Reich sustentou a existência de uma forte energia vital, a que denominou *orgone*, e começou a ensinar às pessoas como utilizar essa energia a fim de evitar e combater várias doenças letais, inclusive o câncer. Como considerava seu trabalho experimental, Reich não cobrava de seus pacientes. Apesar disso, o governo federal dos Estados Unidos o processou e, em maio de 1956, em resposta a sua recusa em obedecer às injunções da FDA (organização americana de controle de alimentos e medicamentos), condenou-o à prisão, onde Reich veio a morrer de um ataque cardíaco em novembro de 1957. Enquanto estava preso, a FDA vasculhou o instituto em que ele trabalhava e queimou livros e escritos seus[22].

A NOTÁVEL ENERGIA DO CHI

Só hoje, depois de comprovado o sucesso de certas formas de "medicina alternativa" — como a meditação e as artes chinesas da cura, por exemplo, a acupuntura e o chi kung (*chi kung* significa *cultivo da energia*) —, é que alguns poucos membros de mente aberta da comunidade médica ocidental começaram a aceitar a possibilidade de haver formas sutis de energia, como o chi (às vezes a palavra é escrita como *qi*), que a ciência ocidental ainda não descobriu como quantificar. Em 1994, a série de TV *Healing and the Mind* (e o livro de mesmo título), do jornalista Bill Moyers, documentando alguns dos mais recentes avanços na pesquisa da mente e do corpo nos campos da psicologia, da neurologia e da imunologia, dedicou uma seção ao "mistério do chi". Moyers não tira conclusões definitivas de suas experiências em hospitais e em várias partes da China, mas confessa ter presenciado "coisas notáveis e desnorteantes"[23].

Desde muito antes do nascimento de Cristo, os mestres do Tao e do chi kung vinham fazendo experiências com coisas notáveis e desnorteantes — com as energias e funções sutis do corpo e da psique. Através de suas próprias práticas de respiração, postura, movimento, atenção sensorial, visualização, som e meditação, eles descobriram como influir beneficamente não apenas sobre os pensamentos e sentimentos das pessoas, mas também sobre os vários sistemas orgânicos internos, inclusive as enzimas, hormônios, glóbulos sangüíneos e outras substâncias e energias vitais que lhes servem de base. A eficácia de muitas dessas práticas foi comprovada ao longo das últimas duas décadas por pesquisas químicas e biofísicas encabeçadas por cientistas e respeitados mestres de chi kung em alguns dos laboratórios e universidades mais avançados da China. Essas pesquisas mostraram a incrível influência que o chi exerce sobre tudo, desde os cristais até o sistema imunológico humano.

O chi e os íons negativos

Os mestres do Tao e do chi kung afirmam que, a princípio, todos podemos aprender a utilizar o chi para promover a saúde e o bem-estar. Eles acreditam, por exemplo, que o processo da respiração não apenas permite a absorção do oxigênio necessário ao organismo para a transformação de alimentos em energia química por meio da chama da combustão interna, mas também representa uma via de entrada e manutenção das várias outras energias que nos animam o ser. Na visão taoísta contemporânea, por exemplo, a descoberta da ciência moderna de que a atmosfera terrestre é repleta de cargas elétricas chamadas *íons* é altamente significativa. Alguns taoístas inclusive chegaram a ponto de identificar os íons negativos com o chi. Os íons são átomos ou partes de moléculas carregados positiva ou negativamente. Os íons negativos, que são minúsculos concentrados de energia elétrica em estado quase puro, formam-se naturalmente a partir da interação da energia solar com a atmosfera, bem como de partículas cósmicas, raios, tempestades, ventos, da evaporação e do movimento das águas e dos baixos níveis de radioatividade provenientes da terra. Milhares de estudos científicos demonstraram que os íons, particularmente os de carga negativa — aqueles que carregam um elétron a mais — são extremamente importantes para a nossa saúde. Ao comentar uma pesquisa feita na França em 1966, por exemplo, um autor diz que "nos pulmões, a presença de íons negativos favorece a passagem do oxigênio através das membranas alveolares, de modo a tornar mais eficaz sua absorção pelo sangue. Ao mesmo tempo, a eliminação do dióxido de carbono é facilitada"[24]. E, de acordo com os doutores Robert Ornstein e David Sobel, "comprovou-se que os íons negativos promovem o aumento do nível de serotonina, um neurotransmissor associado a estados anímicos mais tranqüilos"[25].

Outros estudos comprovaram ainda que a poluição, o ar condicionado, os espaços fechados, os edifícios de concreto, os campos elétricos artificialmente criados e o desflorestamento, entre outras causas, promovem uma contínua diminuição do total de íons negativos[26]. Tais estudos, evidentemente, não surpreendem os mestres taoístas, que preferem realizar suas práticas visando a saúde e o bem-estar em meio à natureza — perto de montanhas, lagos, rios e florestas —, onde a abundância de íons negativos é maior. A importância dos íons negativos vem sendo a cada dia mais reconhecida na ciência e na indústria, e uma prova disso é a disponibilidade no mercado de geradores de íons para uso no lar, no escritório e também no automóvel. Muitas empresas japonesas hoje usam aparelhos de ar condicionado providos de geradores de íons. Eles estão sendo usados até em naves espaciais para ajudar os astronautas a combater o cansaço e vários males psicológicos. Meu mestre taoísta, Mantak Chia, costuma exaltar a importância dos íons negativos e do emprego de técnicas respiratórias especiais para absorvê-los no organismo.

Os taoístas lançam mão de diversas técnicas respiratórias especiais, dentre as quais a de engolir o ar (levar o ar inspirado diretamente ao aparelho digestivo)[27], absorvendo e transformando a energia da atmosfera, inclusive os íons negativos, para fins não só de meditação e conscientização espiritual, mas também de saúde e longevidade. Para o taoísta, o cultivo consciente da respiração é um meio altamente eficaz de extrair energia do mundo exterior e de regular as vias energéticas do mundo interior, contribuindo para promover o equilíbrio harmonioso entre o corpo, a mente e as emoções. Os taoístas crêem que é esse equilíbrio, o início da verdadeira plenitude, que constitui a base da saúde e do bem-estar.

Os "três tesouros"

Em decorrência de milênios de experiência e observação, os taoístas afirmam que a vida humana depende do livre movimento e transformação de três forças principais, que Mantak Chia denomina "força da terra", "força cósmica" (a mais elevada forma de energia do eu, da natureza) e "força universal" (a energia do céu, das estrelas). No organismo humano, essas forças se manifestam como três diferentes substâncias ou energias — os "três tesouros": *ching*, essência sexual; *chi*, força de vida ou vitalidade; e *shen*, espírito. Recebemos essas energias de várias fontes principais: nossos pais (hereditariedade), os alimentos que ingerimos e o ar que respiramos. Embora em geral não nos demos conta, nós as recebemos diretamente também da terra, da natureza e das estrelas através das solas dos pés, da pele, das palmas das mãos, do alto da cabeça e outros centros de energia do corpo. Segundo Mantak Chia, várias das práticas taoístas foram desenvolvidas com o objetivo de ensinar as pessoas a entrar em sintonia com essas energias, para melhor absorvê-las e assimilá-las[28].

Alquimia interior

As práticas taoístas voltam-se ainda para um tipo de alquimia interior — a transformação da essência sexual em vitalidade e da vitalidade em espírito — que visa não só a saúde, mas também a evolução espiritual. Essa transformação se processa em três dos principais centros de energia do corpo, chamados "tan tiens" ou "fontes do elixir", situados na parte inferior do abdômen, no plexo solar e no cérebro. É nesses centros que a verdadeira alquimia do organismo humano ocorre. As energias deles provenientes circulam através de várias vias energéticas (os meridianos), que as levam a todas as partes do organismo (Figura 12). Em termos ocidentais, os tan tiens e os meridianos são mais ou menos análogos a geradores e transformadores elétricos que criam eletricidade a partir de matérias-primas de diferente densidade e eficácia — como o carvão, o petróleo e o gás natural — e a transportam, por meio de complexas fiações e redes elétricas, até nossos lares e eletrodomésticos.

"Chi original"

Uma das formas de energia mais essenciais à saúde e ao bem-estar é a energia que recebemos através da hereditariedade — da união sexual entre os pais, entre yin (essência feminina) e yang (essência masculina). A isso se chama "chi original"[29]. Grande parte do chi original se concentra na essência sexual, ou *ching*. Por isso, não discutiremos as duas coisas separadamente. Segundo Mantak Chia, o chi original armazena-se principalmente no tan tien inferior, situado no centro de um triângulo cujos vértices são o umbigo, um ponto nas costas (a metade da distância entre os rins) e centro sexual (na área do osso púbico). A exata localização desse tan tien, que varia conforme o peso e a estatura de cada pessoa, é cerca de 2,5 a 5 centímetros abaixo do umbigo e a aproximadamente um terço

Figura 12

Os meridianos (vias de energia) do corpo

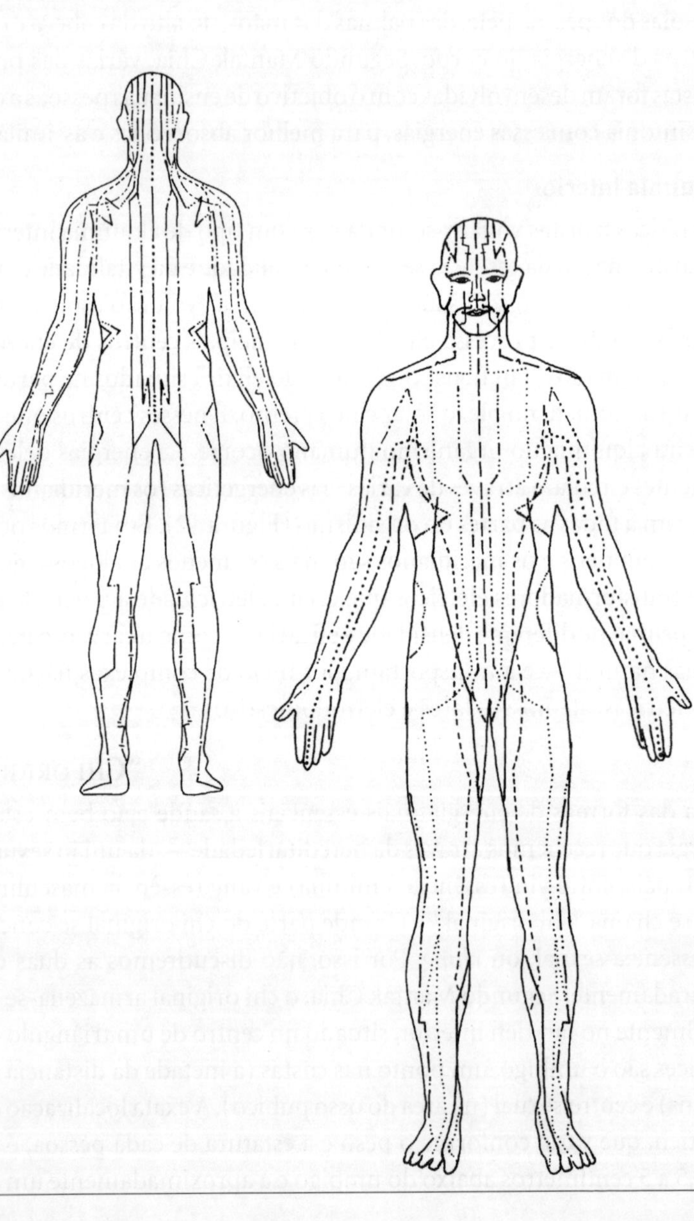

da profundidade do abdômen, da frente para trás (Figura 13). O tan tien inferior é a bateria mais importante do corpo, dando-lhe a energia intrínseca necessária à combustão e transformação das energias que recebemos dos alimentos, do ar, etc.

Do ponto de vista do taoísmo, a abundância de energia no tan tien inferior permite uma assimilação mais fácil de todas as outras formas de energia de que o ser humano dispõe. Esse centro de energia, como todos os demais existentes no nosso corpo, é uma espécie de ímã que pode atrair energias exteriores dotadas de vibração semelhante. Os taoístas costumam dizer que "onde há mais, mais é dado". Eles dizem também, embora sem muito exagero, que a saúde e o bem-estar começam com a manutenção de uma certa reserva de energia nos centros orgânicos adequados, principalmente no tan tien, a área em que se concentra a essência ou vitalidade sexual. Quando sentimos a presença de energia nessa área, geralmente nos sentimos equilibrados e centrados. Quando essa energia é bloqueada ou quando sua reserva é insuficiente, podemos constatar um desequilíbrio ou fraqueza física generalizados. Às vezes isso nos leva, inclusive, a julgar e criticar os outros e a nós mesmos. A energia pode ser bloqueada ou perder-se de várias formas, inclusive devido ao excesso de emoções negativas, tensão, *stress*, fantasia, atividade sexual e até por falarmos em demasia, principalmente quando o assunto são fofocas, críticas e preocupações. Embora uma parte da energia perdida seja reposta automaticamente através da alimentação e da respiração, o chi original tende a dissipar-se gradualmente à medida que envelhecemos.

Entretanto, nós podemos aprender a "conservar" a energia e a "recarregar" a bateria deliberadamente — ou seja, a manter o tan tien aberto e cheio de energia — por meio de práticas que visam a atenção (conscientização) por meio de exercícios respiratórios especiais. Duas das práticas respiratórias mais elementares são a *respiração abdominal normal* e a *respiração abdominal taoísta*. A respiração abdominal normal, na qual o abdômen, a caixa torácica e a parte inferior das costas se expandem durante a inalação e se contraem na exalação, promove uma série de benefícios, inclusive a massagem automática dos órgãos internos e o aumento do fluxo do chi em torno desses órgãos. "Além disso, ela contribui para promover o fluxo de sangue, linfa e hormônios, (...) reduzin-

Figura 13

Tan tien inferior

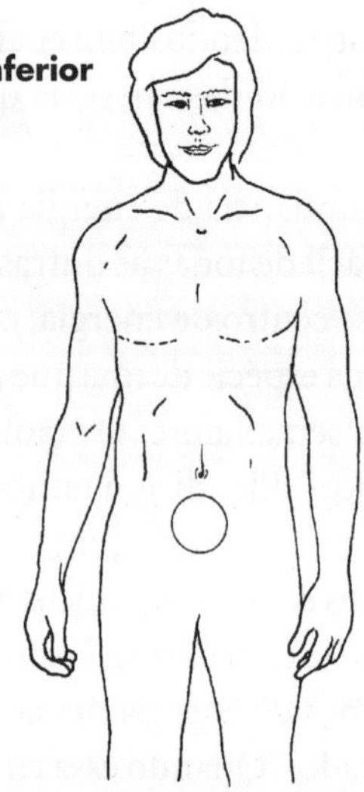

do o trabalho do coração[30]." Essa forma de respiração se assemelha à respiração suave e natural de um bebê. Lao Tzu faz referência a ela no *Tao Te King* quando diz: "Concentre seu sopro vital até que ele se torne sumamente suave; você pode ser como um bebê?"[31] A outra forma elementar de respiração, chamada respiração abdominal taoísta ou respiração "invertida" (pois o abdômen, as laterais da caixa torácica e a parte inferior das costas se contraem na inspiração e se expandem na expiração), comprime e concentra a energia no tan tien inferior e nos órgãos adjacentes. Além disso, ela auxilia a circulação dessa energia através dos meridianos. Veremos mais detalhes da respiração inversa no Apêndice I[32].

EXERCÍCIO

Como vimos no Capítulo 2, uma das chaves para a cura e a saúde está no trabalho de autopercepção: o refinamento da atenção e da consciência interior. Sem esse trabalho de atenção interior e sem o aprendizado da capacidade de controlá-la, os exercícios respiratórios apresentados neste livro terão pouca utilidade. Ao discutir a importância da atenção, um renomado mestre de chi kung e medicina chinesa diz: "Por atenção entendemos tanto a experiência da consciência quanto a atividade cerebral que está por trás dela. O controle da atenção permite ao praticante colocar o chi em condições adequadas e, portanto, confortáveis. A descoberta desse estado de conforto e bem-estar é a chave para o sucesso na aplicação do chi kung para a eliminação de doenças, o fortalecimento do corpo e a promoção da longevidade e da inteligência[33]." O mais importante nessas práticas respiratórias é empreendê-las com total lucidez, sem fazer esforço e mantendo o conforto, isto é, sem forçar nada nem tentar a qualquer custo atingir o resultado que você acha que *deve* atingir. Além disso, reserve um bom tempo de repouso depois de cada exercício, a fim de sentir a influência que ele exerce sobre você.

Abra o abdômen

De pé ou sentado, o importante é estar tranqüilo. Simplesmente observe sua respiração por alguns minutos e então ponha as mãos sobre o umbigo. Ao inspirar, sinta que está respirando diretamente do nariz, através de um tubo longo e estreito, para um balão situado atrás do umbigo. Quando o balão se expande, o mesmo ocorre com o abdômen. Enquanto você expira, o balão se contrai e você tem a sensação de que o ar está sendo lentamente empurrado para fora através do mesmo tubo pelo qual entrou (Figura 14). Evidentemente, o ar que você inspira não vai para o abdômen; vai para os pulmões. Mas a "sensa-

Figura 14

Inspiração dirigida ao abdômen

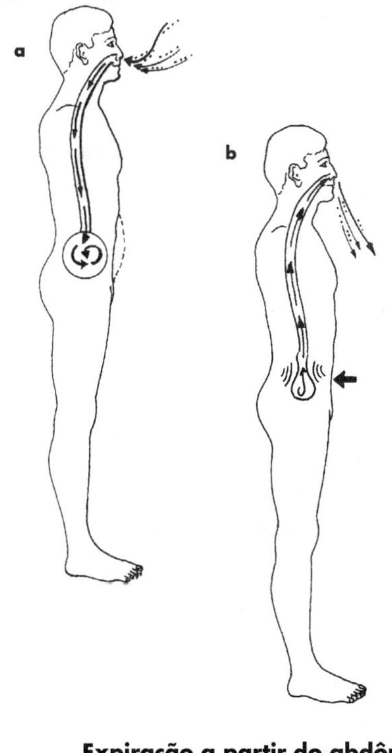

Expiração a partir do abdômen

ção" de um movimento que parte do nariz para o abdômen relaxa os músculos e tecidos abdominais e ajuda o diafragma a descer mais e massagear os órgãos abdominais. Certifique-se de que seus ombros e seu peito estejam relaxados durante este exercício. *Não faça força alguma.* Simplesmente visualize e sinta o movimento do balão no abdômen. Ao mesmo tempo, sinta os movimentos ascendentes e descendentes do diafragma enquanto você inspira e expira.

2 **Sinta o diafragma**

A fim de perceber ainda melhor o movimento do diafragma, deite-se de costas, dobre os joelhos e afaste ligeiramente os pés. Mantenha-os pousados sobre o chão e deixe os braços ao longo do corpo (Figura 15). Enquanto você inspira, "puxando" o ar para o abdômen, deixe o balão inflar-se o máximo possível. Ao fim da inalação, prenda a respiração, cuidando para que o ar não escape nem pelo nariz nem pela boca. Então, sem respirar, achate gradualmente o abdômen e conduza suavemente o balão de ar para cima, em direção ao peito. Ao mesmo tempo, procure sentir o diafragma subindo. Em seguida, achate o peito e leve o balão de volta ao abdômen. Veja se consegue, ao mesmo tempo, sentir o diafragma descendo. Mude o balão de lugar várias vezes, imitando o movimen-

Figura 15

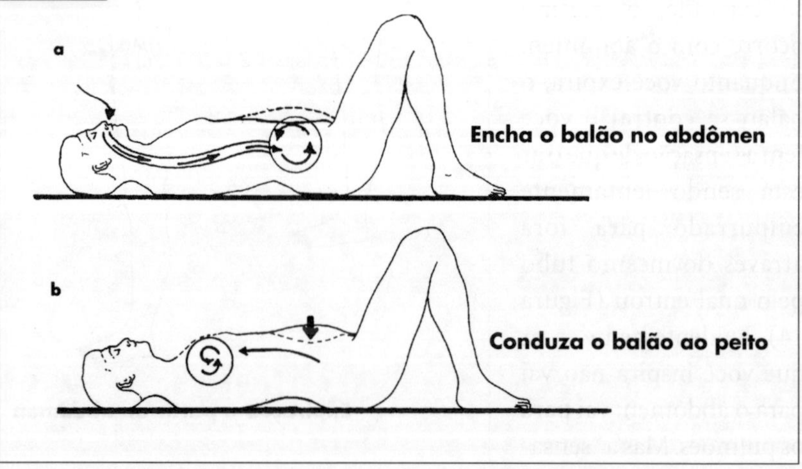

to de uma bomba. Descanse por alguns minutos e observe as mudanças em sua respiração. Repita este exercício mais duas ou três vezes.

3 Abra a caixa torácica

Ainda deitado de costas, ponha as mãos nas laterais da caixa torácica, sobre as costelas inferiores, e sinta o balão expandir-se para ambos os lados enquanto você inspira. Ao expirar, as costelas voltam à sua posição normal. Respirando dessa maneira, você ajuda o diafragma a projetar-se ainda mais para baixo dentro do abdômen, já que o fundo desse músculo é preso às costelas inferiores. Para sentir ainda melhor o movimento da caixa torácica, deite-se sobre o lado direito, com a cabeça sobre o braço direito e a palma da mão esquerda sobre a parte inferior esquerda da caixa torácica (Figura 16). Ao inspirar, observe como você respira diretamente para dentro e para fora do lado esquerdo da caixa torácica. Faça isso umas 15 ou 20 vezes e então deite-se novamente de costas com as pernas dobradas e os pés no chão. Sinta sua respiração — observe se há alguma diferença entre o lado direito e o esquerdo da caixa torácica. Agora deite-se sobre o lado esquerdo, com a cabeça sobre o braço esquerdo e a palma da mão direita sobre a parte inferior direita da caixa torácica. Inspire o ar para o lado direito umas 15 ou 20 vezes. Volte a deitar-se de costas com os joelhos dobrados, inspirando para ambos os lados da caixa torácica, e procure perceber quaisquer diferenças na respiração.

Figura 16

"Puxe" o ar para o lado da caixa torácica

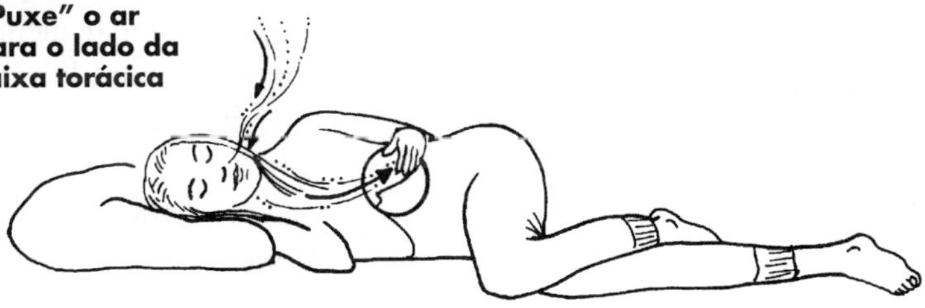

4 Abra a "porta da vida"

Sentado ou de pé, ponha as mãos ao lado da coluna (as pontas dos dedos devem tocá-la levemente), na parte inferior das costas, em alinhamento direto com o umbigo. Os taoístas chamam essa área entre a segunda e a terceira vértebras lombares de "mingmen", ou seja, "porta da vida", já que é no ponto entre os dois rins que a essência sexual é armazenada. Para nosso próprio bem-estar, é importante manter essa área aquecida, relaxada e confortável. Ao inspirar, sinta o balão se inflando e projetando a parte inferior das suas costas para fora (Figura 17). Ao expirar, essa região retorna à posição original. Respire assim por dois ou três minutos. Para sentir melhor o movimento da parte inferior das costas no processo de respiração, fique de cócoras. O agachamento é bom não só para abrir a região lombodorsal, mas também para a saúde em geral. Ao agachar-se, deixe os braços penderem relaxadamente à frente e sinta a região lombodorsal enquanto respira (Figura 18). Esta postura libera automaticamente os músculos da parte inferior das costas, bem como a parte inferior do diafragma, que é presa à coluna lombar, além de contribuir para limpar e energizar os rins. Se tiver dificuldade em agachar-se, você pode flexionar o tronco para a frente e apoiar as mãos nos joelhos. Quando sentir a região lombodorsal se

Figura 17

Sinta o movimento da região lombodorsal

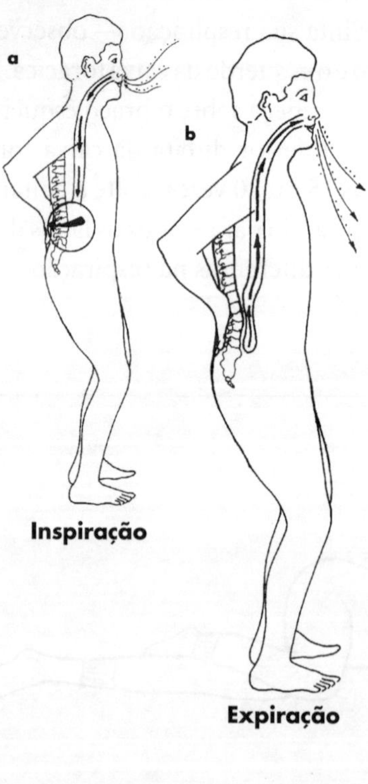

expandir e se contrair, volte à posição inicial do exercício e deixe a "memória orgânica" do que acabou de perceber ajudá-lo a sentir o mesmo processo nesta posição.

Abra o abdômen, a caixa torácica e a região lombodorsal simultaneamente

Agora, de pé ou sentado, procure sentir as três áreas ao mesmo tempo. Sinta todo o espaço contido entre o umbigo, o osso púbico e região lombodorsal. Ao inspirar, sinta o balão inflar-se para diante, para trás e para os lados mais ou menos simultaneamente. Ao expirar, sinta o balão contrair-se. Não deve haver nenhuma sensação de esforço ou tensão. Simplesmente sinta o balão inflar-se e esvaziar-se. Certifique-se de sentir o diafragma mover-se para baixo quando você inspira e para cima quando você expira. Depois de alguns minutos, esqueça o balão e simplesmente sinta o calor no abdômen, uma espécie de bola de energia que se expande e se contrai. Respirando assim naturalmente, sinta que, embora o ar não chegue até sua cavidade abdominal, "alguma coisa" vai para lá. Segundo o taoísmo, essa "coisa" é o sangue e o chi. Respirando assim, você vai começar a energizar o tan tien inferior. Você pode fazer este exercício várias vezes ao dia.

Figura 18

Agachamento

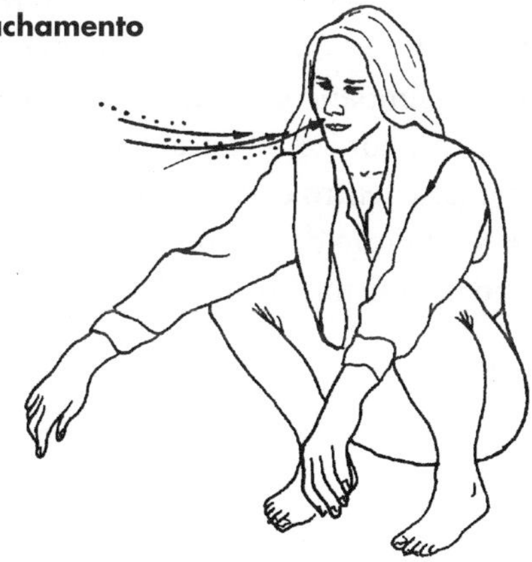

"CHI ADQUIRIDO"

A energia que adquirimos por intermédio dos alimentos, da água e do ar é chamada "chi adquirido". Essa é a energia que recebemos do mundo exterior e da qual necessitamos diariamente para poder continuar vivendo. O principal centro de armazenagem e transformação dessa energia é o tan tien mediano, situado na região do plexo solar, o centro da vida emocional. Para o taoísta, a qualidade dessa energia depende em parte da qualidade dos alimentos que ingerimos e do ar que respiramos. O taoísta, portanto, preocupa-se não só com a dieta adequada, mas também com a respiração adequada.

Como já vimos, a respiração correta traz muitos benefícios além do consumo mais eficaz de oxigênio. A prática da respiração abdominal, por exemplo, exerce forte influência sobre a digestão dos alimentos por um aumento do peristaltismo gastrointestinal, do fluxo sangüíneo e da absorção de nutrientes. Além disso, ela contribui para abrir os tecidos em torno do plexo solar e promover o fluxo de energia através dos canais dessa área. Segundo Mantak Chia, quando essa região é bloqueada ou fica energeticamente fraca, a pessoa fica sujeita ao pânico e a preocupações, sente falta de liberdade no comportamento e é incapaz de correr qualquer tipo de risco. Além disso, pode também sentir-se mal-amada, incapaz de amar ou constantemente julgada pelos outros.

A respiração abdominal, principalmente quando é lenta, longa e profunda, aliada a certos exercícios de atenção dirigidos a centros específicos de energia, pode ajudar-nos também a captar as energias da terra, da natureza e dos céus. Essa forma de respiração ativa o sistema nervoso parassimpático, acalmando o cérebro e o corpo. Isso permite à nossa atenção interior sentir claramente vibrações, impressões e movimentos de energias, dentro e fora de nós, que normalmente passam despercebidas. É a sensação dessas vibrações e dos centros que as captam que permite ao organismo absorver essas energias.

EXERCÍCIO

1 Abra o plexo solar

Sentado ou de pé, sinta a respiração por vários minutos. Em seguida, ponha as mãos sobre o abdômen e sinta a bola de energia atrás do umbigo expandir-se quando você inspira e contrair-se quando você expira. Deixe sua percepção penetrar profundamente os tecidos do abdômen. Depois de algumas repetições, deixe a bola de energia espalhar-se, durante a inspiração, da área do umbigo até a do plexo solar (situada ligeiramente acima da metade da distância entre o umbigo e a base do esterno). Ao expirar, sinta as duas regiões se contraírem. À medida que você começar a concentrar-se relaxadamente em sua sensação interior, a respiração irá tornando-se mais lenta e espontânea gradualmente. Ponha as mãos sobre o plexo solar e curve-se ligeiramente, dobrando-se na cintura. Observe como sua respiração reage. Repita esta parte várias vezes. Em seguida, pare de curvar-se e concentre toda a atenção na área do plexo solar. Observe como ela se expande e se contrai a cada inalação e exalação. Trabalhe assim por vários minutos.

2 Libere tensões profundas

Quando começar a perceber o plexo solar mais sensível e aberto, sinta o ar ir do nariz ao tan tien inferior, passando pelo plexo solar (Figura 19). Visualize o ar como um longo fio de seda ligando todo o seu corpo do nariz ao abdômen. Ao expirar, faça-o pela boca. Deixe-a quase fechada e expire de forma lenta, calma e constante. Ponha todo o ar que estiver nos pulmões para fora antes de inspirar novamente. Ao expirar, sinta toda a tensão no abdômen, no plexo solar e no peito ir embora junto com o ar. Respire assim tranqüilamente de cinco a dez minutos. Preste especial atenção à área do plexo solar. Sinta-a tornar-se cada vez mais macia, como algo que estivesse se dissolvendo. Então esqueça-se da respiração e observe simplesmente as várias vibrações em torno de seu corpo. Não faça nada a não ser observar e sentir. Trabalhe assim por, pelo menos, uns 15 ou 20 minutos.

Shen

A palavra "shen" é geralmente traduzida como "espírito" ou "mente superior". Mas ela também representa uma substância ou energia no corpo humano. Embora essa energia possa ser intrínseca ou adquirida, não usaremos tal distinção neste livro. Às vezes chamada de "chi celestial" devido a sua origem estelar, essa energia reside no tan tien superior, o centro energético situado entre as sobrancelhas, na área da glândula pituitária, que fica no cérebro (Figura 20). Esse centro controla a energia básica da mente, a energia necessária tanto para a clareza de raciocínio quanto para a atenção. Shen é a luz da lucidez, da consciência, a qual brilha através dos olhos quando estamos despertos. Quando essa área está aberta e energizada, a pessoa tem uma boa intuição e um forte sentido de finalidade. Quando está bloqueada ou fraca, a atenção se dispersa e a pessoa se sente distraída e indecisa. Contam-se várias histórias a respeito de médicos chineses e taoístas que se recusam a atender os pacientes nos quais a luz de shen é demasiado fraca, pois, sem shen suficiente, sem um certo nível de "espírito", a cura é impossível.

Figura 19

Respire pelo plexo solar para o tan tien inferior

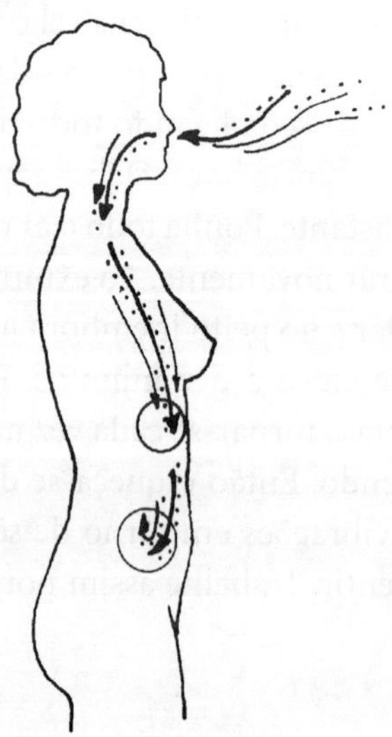

Pode-se aumentar a quantidade de shen

O organismo produz naturalmente uma certa quantidade de shen. Porém, diante dos vários fatores de *stress* da vida moderna, nem sempre essa quantidade basta para manter-nos saudáveis. Além disso, ela raramente é suficiente para a transformação psicológica ou espiritual. Mas a quantidade de shen pode ser

Figura 20

O tan tien superior

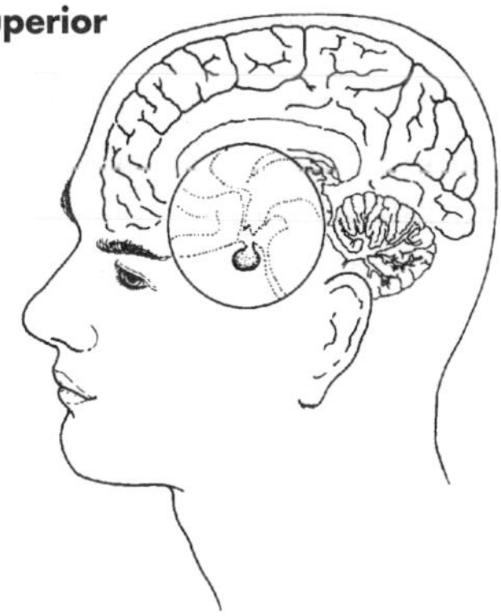

intencionalmente aumentada. Uma das melhores formas de fazê-lo é conservar a força vital básica e transformá-la na energia sutil da atenção. Esse trabalho depende em grande parte da capacidade de estabelecer contato com a área do tan tien inferior e de senti-la, além da capacidade de mantê-la aberta e em atividade através da atenção e da respiração adequada. A respiração abdominal profunda contribui não só para transferir a força vital para os centros superiores, onde ela pode ser transformada, mas também para acalmar a mente e o cérebro. Isso é importante porque, como demonstrou a ciência, "no adulto, a freqüência da atividade cerebral, medida metabolicamente, é dez vezes maior que a de qualquer outro tecido no corpo em repouso. De fato, o cérebro decompõe dez vezes mais oxigênio e produz dez vezes mais dióxido de carbono que o resto do corpo"[34].

Tanto do ponto de vista científico quanto do taoísta, a atividade frenética do cérebro influencia o corpo todo, ativando nervos, hormônios, músculos, tecidos e órgãos. Quando a mente se acalma — quando a pessoa é capaz de desacelerar ou fazer cessar as atividades mentais desnecessárias (as fantasias, as críticas, a autopiedade, o falar consigo mesmo e o pensamento por associações aleatórias) que preenchem a maior parte dos nossos dias —, as células e tecidos do cérebro e do corpo podem repousar e recuperar-se, gastando menos e armazenando mais energia. Isso ajuda a aumentar o nível global de energia (chi) no organismo. Quando a intensidade de chi atinge um certo grau e a pessoa é capaz de senti-la por meio de uma atenção contínua e tranqüila, uma quantidade maior de energia chi é naturalmente transformada em shen, uma energia mais refinada. Essa maior quantidade de shen não apenas promove a cura e o bem-estar, mas também representa a base do crescimento psicoespiritual.

EXERCÍCIO

1 **Abra o cérebro**

De pé ou sentado, deixe que a mente se acalme e a atenção abarque o máximo de seu organismo e de suas funções. Depois de cerca de 10 ou 15 minutos, concentre a atenção logo abaixo do umbigo e sinta a bola de energia expandir-se e contrair-se enquanto você inspira e expira. Ao sentir que está em contato com essa área, concentre-se no tan tien entre as sobrancelhas. Sinta os olhos relaxando dentro de suas respectivas cavidades. Sinta toda a área em torno dos olhos relaxar. Essa sensação é semelhante à de algo duro que amolece, como gelo que se derrete e transforma-se em água. No transcurso desse processo, registre a presença dos pensamentos e sentimentos que surgirem, mas não se ocupe deles. Deixe-os ir embora e continue sentindo.

2 **Respire para o cérebro**

Quando a área entre as sobrancelhas estiver aberta e descontraída, tente inspirar diretamente através dela para o cérebro. Ao mesmo tempo, mantenha o contato com a respiração abdominal profunda. Procure sentir uma espécie de vibração ou movimento sutil nessa área. Não dê atenção aos pensamentos negativos que acaso surgirem, pensamentos que sem dúvida irão dizer-lhe que é impossível respirar para o cérebro. Apenas tente. Verifique por si mesmo. Trabalhe assim por cerca de 10 minutos. Quando estiver pronto para terminar, concentre a atenção (e a respiração) novamente no tan tien inferior. Sinta que a energia que você captou foi armazenada ali. Respire assim calmamente por uns dois minutos antes de parar.

Ao refletir sobre as idéias e exercícios apresentados neste capítulo, não se preocupe em lembrar os termos técnicos aqui usados. O importante é começar a sentir que, para funcionar em harmonia, seu organismo depende de uma série de substâncias (ou energias) específicas, tanto do exterior quanto do interior, e do transporte dessas substâncias através da respiração até os locais do corpo em que elas podem ser armazenadas e transformadas. Na medida em que trabalhar por alguns meses as idéias e exercícios aqui apresentados, você começará a sentir uma nova vitalidade e abertura, principalmente no abdômen, no plcxo solar e no rosto. Registre essa sensação. Deixe-a espalhar-se por todo o seu corpo. Tente senti-la de novo tantas vezes quantas puder.

4
A RESPIRAÇÃO DE CORPO INTEIRO

... quando conseguimos respirar com todo o corpo,
sentindo integralmente nossa verticalidade dos pés à cabeça,
harmonizamo-nos com o fluxo natural de energia
que liga o céu à terra.

Há mais de dois mil anos, o grande filósofo taoísta Chuang Tzu disse que "o Homem Verdadeiro respira com seus calcanhares; a multidão, com a garganta"[35]. Essa antiga observação, que hoje em dia se reveste de especial relevância, está na base da visão taoísta da respiração. Para o taoísta, a respiração natural ajuda o ser humano a abrir-se para as vastas dimensões do céu e da terra — para a alquimia cósmica que ocorre quando as radiações do sol relacionam-se mutuamente com as substâncias da terra para produzir as energias da vida. É a respiração, principalmente a respiração natural, que nos permite absorver e transformar essas energias.

O que é "respiração natural"? Começamos a responder a essa pergunta nos dois primeiros capítulos, quando revimos a fisiologia básica da respiração e ensinamos o leitor a senti-la e a sentir a relação dela com os tecidos e os órgãos. Aprofundamos a compreensão do significado da respiração natural no terceiro capítulo, quando trabalhamos com os três principais centros de energia do corpo, especialmente o que se situa na região do umbigo. No presente capítulo, ampliaremos o trabalho iniciado, passando a incluir o corpo todo no processo de respiração, pois só quando todo o organismo respira é que podemos ganhar livre acesso ao poder interior de cura — a nossa vitalidade orgânica inata.

Uma definição simples de respiração natural

Uma das mais simples e práticas definições de respiração natural que já encontrei é a do conhecido psiquiatra Alexander Lowen, um discípulo de Reich: "A respiração natural — isto é, a maneira como uma criança ou um animal respiram — envolve todo o corpo. Nem todas as partes desempenham função ativa, mas todas são afetadas em grau maior ou menor pelas ondas respiratórias que perpassam o corpo. Quando inspiramos, a onda respiratória começa no fundo da cavidade abdominal e flui em direção à cabeça. Quando expiramos, ela reflui da cabeça em direção aos pés[36]."

A julgar por essa definição, a maioria das pessoas tem pouca experiência da respiração natural. No meu trabalho de cura usando o chi Nei Tsang (massagem dos órgãos internos através do chi), por exemplo, percebi que poucos clientes têm consciência de algum movimento na cavidade abdominal, nas costelas inferiores e região lombodorsal no início do tratamento. Quando observo a respiração deles ou ponho as mãos em seu abdômen ou seu peito, percebo claramente que a onda respiratória começa em geral no meio do peito, ou mesmo acima, e caminha apenas uma curta distância em direção aos ombros e ao pescoço. Algumas dessas pessoas sofreram algum tipo de cirurgia no abdômen, e é evidente que, mesmo muitos anos depois, ainda estão se protegendo da sensação de dor provocada pela cirurgia. Outras protegem-se de emoções dolorosas. Outras ainda sentem-se inseguras acerca de sua sexualidade. Mas o que todas têm em comum é o fato de usar inconscientemente a respiração para distanciar-se de seus mal-estares e contradições, sejam eles físicos ou psicológicos.

Diferença entre os movimentos externos e internos da respiração

A fim de compreender o verdadeiro poder da respiração natural, é necessário distinguir dois aspectos da respiração: a respiração exterior (a forma como a fisiologia atua para promover a respiração física) e a respiração interior (a respiração sutil que circula através do ser). Quer trabalhemos a sós, quer com o auxílio de alguém mais experiente, a chave para a respiração natural está em treinar a sensibilidade, a atenção interior, para apreender os vários movimentos internos e externos no processo da respiração. Essa sensibilidade — e, particularmente, sua expansão até aquelas partes do corpo de que não temos consciência — é que nos permite sentir, por fim, quais as forças físicas e emocionais que agem sobre a respiração. É só quando conseguimos senti-las tais como são — sem julgamento ou racionalização —, que a respiração pode libertar-se de suas limitações e abarcar a totalidade do ser.

Os movimentos externos da respiração

Do que foi dito até agora, podemos discernir pelo menos dois níveis de movimento no aparelho respiratório durante a inalação e a exalação. Quando inspiramos, à medida que o ar viaja através do nariz e da traquéia, o diafragma desce um pouco para dar lugar à expansão dos pulmões, enquanto o abdômen, por sua vez, se distende para dar lugar a esse deslocamento do diafragma. Assim, o primeiro movimento que percebemos na respiração natural é a descida do ar e do diafragma. À medida que os pulmões começam a encher-se de baixo para cima, porém, ocorre um movimento ascendente do ar — um movimento semelhante ao que se verifica quando enchemos um copo ou garrafa —, o qual é reforçado por um movimento distensor do peito e ascendente do esterno, dando mais espaço às partes média e superior dos pulmões (Figura 21).

Durante a expiração, podemos sentir o ar subindo e saindo, ao tempo em que o diafragma progressivamente relaxa, reassumindo sua forma característica de abóbada. Simultaneamente, sentimos o movimento descendente do esterno e a contração das costelas e do abdômen, que, em conjunto, provocam um relaxamento generalizado que faz o corpo como que descer em direção à terra (Figura 22). Assim, inspirando ou expirando, podemos sentir dois movimentos simultâneos se processando em direções opostas. Com efeito, é através da sensação simultânea desses movimentos opostos do ar e dos tecidos que podemos desenvolver a percepção cinéstesica — a sensibilidade interior — necessária ao relaxamento dos tecidos e à apreensão do movimento da energia em nosso organismo.

Os movimentos internos da respiração

Dentro da perspectiva taoísta, a questão principal na respiração natural é o movimento da "energia da respiração", do chi, no organismo. O movimento dessa energia é resultado da polaridade entre inspiração (yang, ativa, ascendente) e expiração (yin, passiva, descendente), entre encher e esvaziar. Os taoístas observaram que, quando inspiramos, a energia da respiração ascende em direção à cabeça, e, quando expiramos, a energia, num movimento descendente, se dissemina por todo o corpo. Além disso, eles observaram que, ao inspirar, podemos também atrair a energia yin da terra, uma forte energia de cura, captando-a através dos pés. Ao

Figura 21

Inspiração

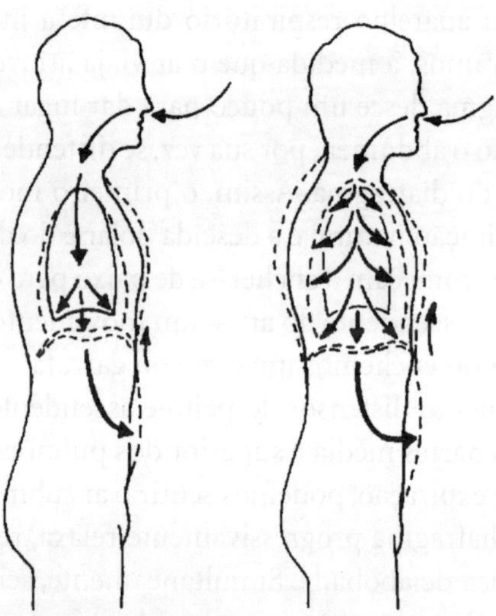

O diafragma desce; o abdômen, o peito e os pulmões se expandem

Figura 22

Expiração

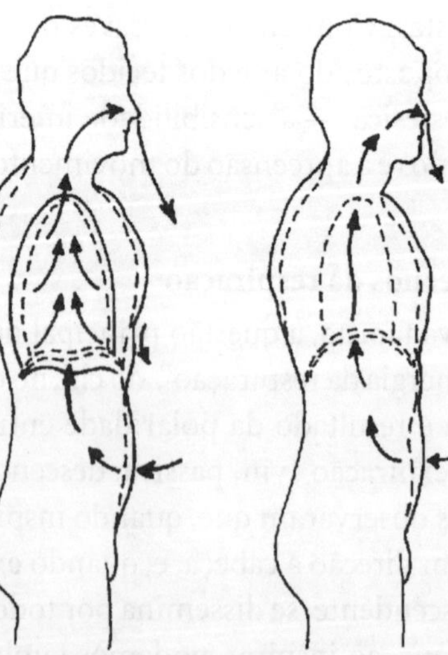

O diafragma relaxa e sobe, voltando à posição original; o abdômen, o peito e os pulmões se contraem

expirar, podemos enviar as energias tóxicas ou estagnadas para as extremidades inferiores e, através delas, para a terra. Segundo os taoístas, durante a inspiração podemos também atrair a energia yang do céu diretamente para dentro do corpo através do alto da cabeça, o centro de energia localizado bem no cocuruto, e, com a expiração, distribuí-la para todas as partes do corpo (Figura 23).

A POLARIDADE CÉU/TERRA

Independentemente de acreditarmos ou não nas energias do céu e da terra, sabemos que é a polaridade que se estabelece entre positivo e negativo, entre yang e yin, que cria a eletricidade e dá movimento à energia. Sabemos também que existem vários campos eletromagnéticos em torno da terra e que esses campos são manifestações dessa polaridade fundamental. A empresa americana que produziu os geradores de íons negativos para o programa espacial afirma que existe um campo elétrico natural entre a terra e a atmosfera e que esse campo — que tem uma intensidade de centenas de volts por metro em espaços abertos e não poluídos — é geralmente positivo em relação à terra. Essa empresa afirma ainda que os experimentos mostraram que esse campo atrai íons negativos da camada atmosférica mais alta, produzindo uma corrente elétrica no corpo que estimula beneficamente os organismos vivos[38].

Os taoístas, naturalmente, vêm falando há milênios sobre as polaridades yang/yin, acima/abaixo, céu/terra. Enquanto organismos vivos, dependemos não apenas das polaridades químicas e elétricas que existem dentro do corpo, mas também da polaridade eletromagnética da terra e da atmosfera. Enquanto condutor desse campo eletromagnético, o corpo humano manifesta uma diferença de voltagem entre a cabeça (positiva) e os pés (negativos), a qual aumenta de acordo com o grau de verticalidade. Outros fatores importantes são nossa posição geográfica, a pureza do ar, o clima, etc. Num espaço fechado com ar poluído, por exemplo, a diferença de potencial é praticamente zero.

Estou convicto de que quando conseguimos respirar com todo o corpo, sentindo integralmente a nossa verticalidade dos pés à cabeça, harmonizamo-nos com o fluxo natural de energia que liga o céu à terra. Esse fluxo vertical ajuda a explicar o grande poder de cura tanto do tai chi quanto do chi kung, especialmente quando praticados em espaços aber-

Figura 23

A atração das energias yin e yang para dentro do corpo

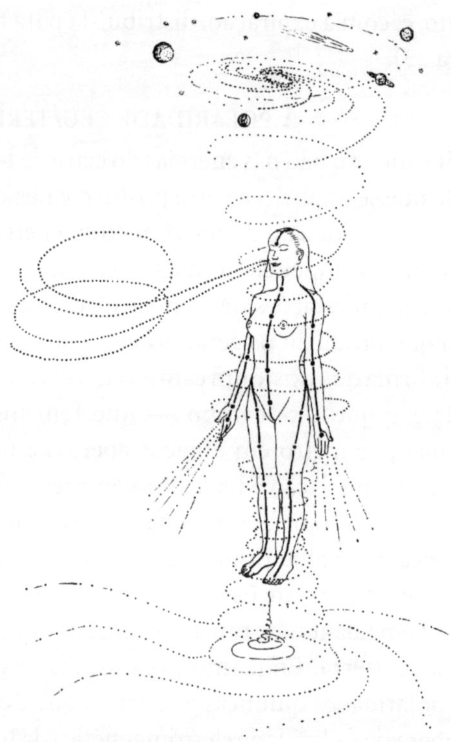

tos e cheios de ar puro, como recomendam os mestres taoístas.

Os benefícios da respiração de corpo inteiro

Além de colocar-nos em relação mais harmoniosa com as energias do céu e da terra, a respiração de corpo inteiro traz inúmeros outros benefícios, tanto no plano fisiológico quanto no psicológico. No plano fisiológico, ela não só aumenta a absorção de oxigênio e promove um funcionamento mais eficaz de todo o aparelho respiratório, como também contribui — através da massagem interna que propicia — para revitalizar todas as células, tecidos e órgãos do corpo, limpando-os de todas as toxinas. No plano psicológico, a respiração de corpo inteiro ajuda-nos a relaxar o bastante para sentir o que está dentro de nós, para descobrir uma atenção interior que pode apreender impressões mais exatas e completas do funcionamento orgânico e do corpo como um todo. Quando isso começa a ocorrer — quando a respiração se expande até partes do corpo de que até então não tínhamos consciência —, nossas atitudes e emoções começam a mudar, e a auto-imagem começa a relaxar a tirania que exerce sobre nossa vida.

EXERCÍCIO

Sente-se e pratique tantos dos exercícios anteriores quantos o tempo lhe permitir. Ao terminar, procure deixar a atenção abarcar toda a sua sensação. Na pele, nos tecidos, nos músculos, nos tendões, nos ligamentos, nos órgãos, nos ossos —, você perceberá essa sensação como vibrações de diferentes intensidades, umas mais densas, outras menos. Veja quantos níveis de vibração você é capaz de distinguir.

1 Sinta os movimentos exteriores da respiração

Agora, ainda nesse campo de sensação, passe a acompanhar os movimentos que dizem respeito à respiração. Ao inspirar, tente sentir o movimento descendente do ar e do diafragma. Veja se seu abdômen se distende. Caso contrário, ponha as mãos sobre o umbigo e sinta como o calor das palmas atrai o ar e abre o abdômen. Ao expirar, procure sentir o movimento ascendente do diafragma e o movimento no interior do abdômen. Acompanhando esses movimentos, procure identificar a extensão dos efeitos deles sobre seu corpo. Ao inspirar, veja até onde realmente vai o movimento descendente. Ele atinge a parte inferior da pélvis? Ao expirar, observe a extensão do movimento em direção inversa. Ele atinge a cabeça? Não tente "fazer" nada. Simplesmente observe, à medida que a respiração começa a "tomar" mais partes do seu corpo. Continue o trabalho por mais dez minutos, mais ou menos.

2 Sinta os movimentos interiores da respiração

Enquanto continua a sentir os movimentos ascendentes e descendentes dos tecidos do corpo, volte-se para os movimentos energéticos da respiração. Ao inspirar, tente sentir algum tipo de energia ou vibração subindo em direção à cabeça. Ao expirar, tente sentir essa vibração em trajetória descendente, passando por todo o corpo. Dê-se o tempo necessário. Não estamos acostumados a empregar a atenção interior para acompanhar esses movimentos. O segredo é não dar lugar a tensões desnecessárias e apenas "ouvir" o que sua sensação lhe diz.

3 Entre em contato com os pés e as mãos

Em seguida, sinta a firmeza com que seus pés estão pousados no chão. Faça-os relaxar, como se eles estivessem se espalhando sobre o chão; até mesmo entrando nele. Ao relaxá-los, você talvez sinta uma vibração num ponto chamado "fontes borbulhantes" (o ponto de acupuntura do Rim 1, situado um pouco acima da metade da sola do pé, como mostra a Figura 24). Deixe essa vibração se espalhar por todo o pé e subir pela perna. Em seguida, massageie o alto da cabeça (Figura 25) com o dedo indicador e o médio por uns dois minutos. Sinta esse ponto abrir-se, dando uma impressão que pode ser descrita como um "dissolvimento", um formigamento ou uma espécie de dormência. De qualquer modo, concentre-se nesse ponto até identificar algum tipo de sensação nessa região.

4 Sinta todo o corpo respirar

Enquanto mantém a atenção nos pés e no alto da cabeça, você começará a sentir todo o corpo participando da respiração. Ao inspirar, talvez sinta-se como se estivesse atraindo a sensação de borbulhamento dos pés para a parte superior do corpo, através dos tecidos e dos órgãos, para fazê-la encontrar-se com a energia respiratória que se dirige para o alto da sua cabeça. Ao expirar, pode ser que sinta a energia interior da respiração espalhando-se em movimento descendente através de todo o corpo em direção aos pés. Quando isso ocorrer, apenas goze dessa sensação de acompanhar a energia da respiração em seu movimento ascendente e descendente pelo corpo. Observe se há áreas em que sua respiração não penetra ou parece estar estagnada. Pratique este exercício por, no mínimo, dez minutos, apenas observando o percurso da energia, da sensação, através do corpo. Se ainda não perceber esses movimentos, não se preocupe. Isso às vezes leva tempo. Passe ao exercício seguinte.

Figura 24

Rim nº 1 — "fontes borbulhantes"

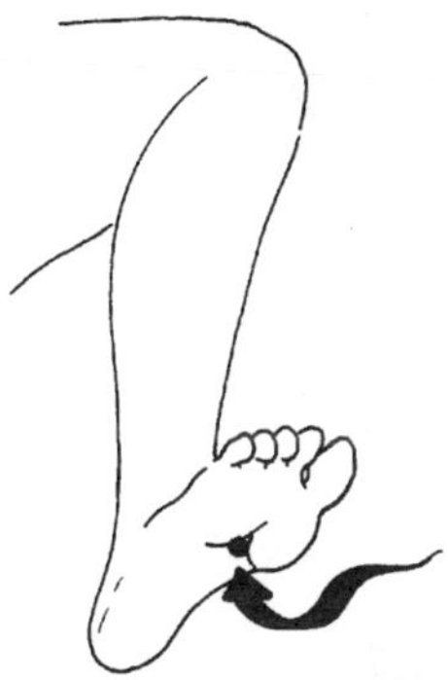

Figura 25

Alto da cabeça

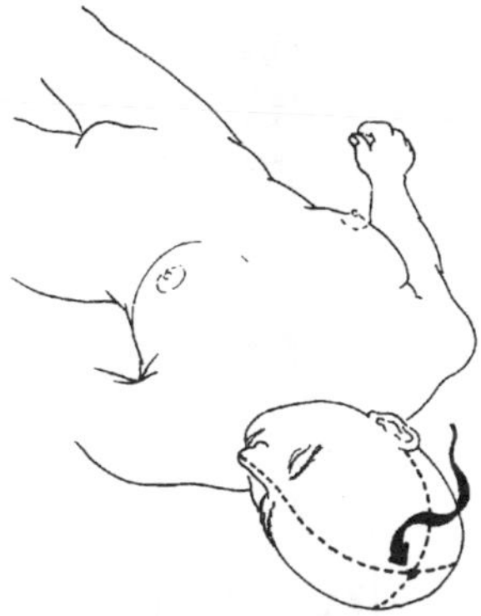

5 **Alongue a coluna**

Fique de pé (postura básica), com os joelhos ligeiramente dobrados e os pés paralelos (a distância entre eles deve ser mais ou menos a distância entre os ombros). Deixe os ombros relaxados e os braços pendentes dos lados do corpo. Concentre a atenção nos pontos das "fontes borbulhantes" dos pés e no alto da cabeça. Sinta a vibração em ambas as áreas. Deixe que o ar inspirado suba dos pés em direção à saída no alto da cabeça. À medida que ele ascender pela coluna em direção à cabeça, você talvez sinta, principalmente durante as primeiras inalações, que sua coluna está sendo alongada e que sua cabeça está sendo puxada para cima, de forma a repousar mais levemente sobre o pescoço. Deixe que a exalação comece do alto da cabeça e desça até os pés, em direção à terra. Nesse processo, tente "acompanhar" a coluna, veja se consegue "percorrê-la" em toda a sua extensão. Sinta-se como se a respiração estivesse simultaneamente levantando-o e "plantando-o" no chão (Figura 26). Não pense na irracionalidade dessa experiência — apenas a deixe acontecer.

Figura 26

Alongamento da coluna

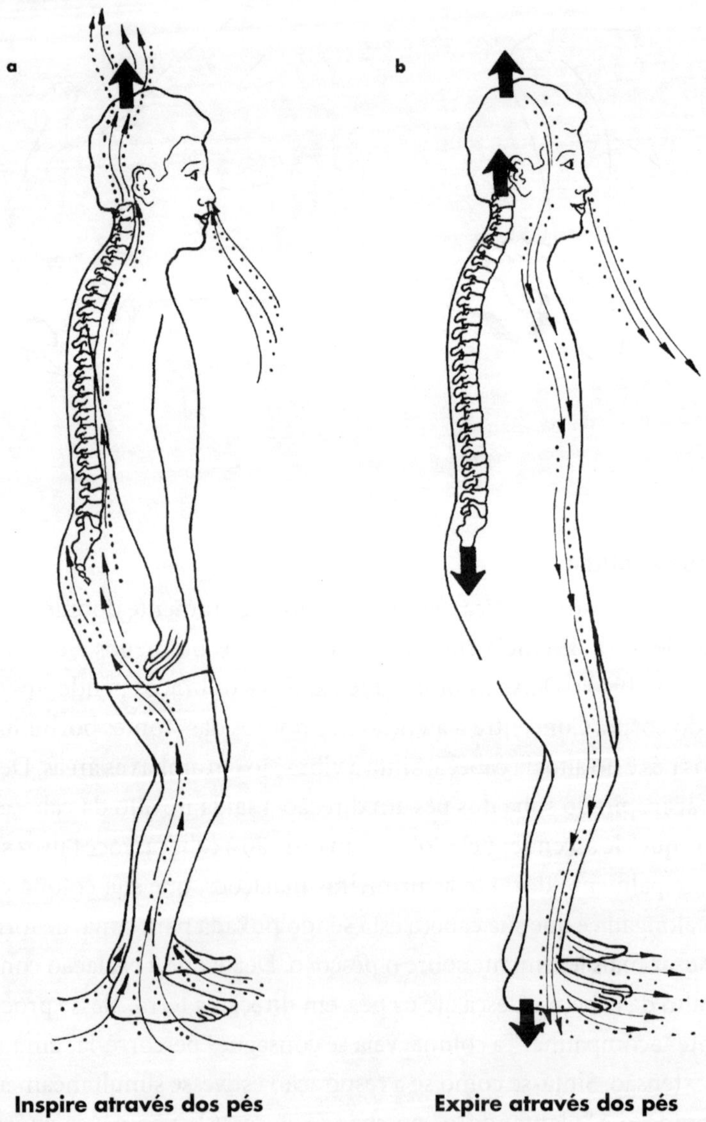

5 Una o céu à terra

Depois que conseguir sentir esses movimentos, passe ao exercício abaixo, ainda mantendo a postura básica de pé. Ao inspirar, coloque-se lentamente nas pontas dos pés e, ao mesmo tempo, levante os braços. Estes devem ficar acima da cabeça, as palmas das mãos para a frente, quando você atingir sua extensão máxima (Figura 27). Ao expirar, baixe lentamente os braços e pise com todo o pé no chão, voltando à posição original. Repita o movimento várias vezes. Sinta os movimentos ascendente e descendente da energia. Sinta todo o seu corpo respirar. Sinta como a respiração o põe em contato com sua própria verticalidade — ligando o céu e a terra tanto dentro quanto fora do seu corpo. Quando sentir isso, caminhe por alguns instantes e veja por quanto tempo consegue manter essa sensação.

Figura 27

União de céu e terra

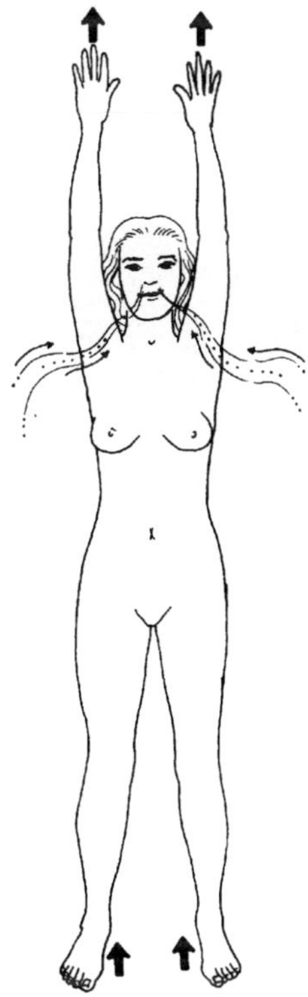

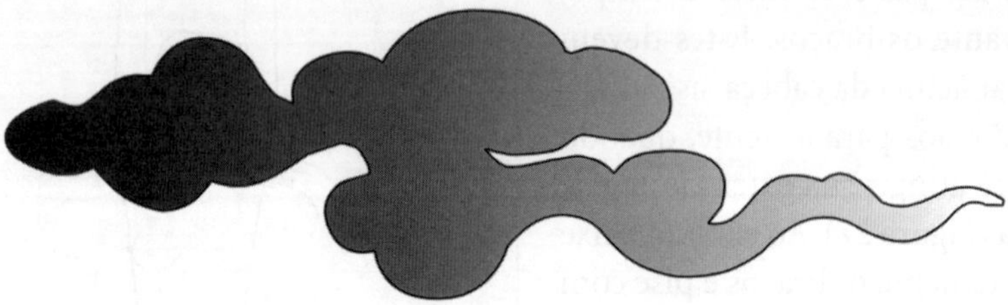

5 A RESPIRAÇÃO AMPLA

... o ar que se introduz no corpo a cada inspiração
está repleto não só de nutrientes e energias necessários à vida,
mas também da qualidade expansiva e aberta do espaço.
É essa qualidade que nos ajuda a abrir-nos
para níveis mais profundos do ser
e para os nossos poderes interiores de cura.

Trinta raios fazem uma roda
    Mas somente o vazio entre os raios
É que faculta o movimento do carro.
O oleiro faz um vaso, manipulando a argila,
Mas é o oco do vaso que lhe dá utilidade.
Abrem-se portas e janelas para que haja um quarto,
Mas é o vazio entre as massas
Que dá utilidade ao quarto —
Por isso, o manifesto é objeto de posse,
Mas sua utilidade está no não-manifesto.
A substância do corpo ganha vida
Quando se cuida da parte que não está preenchida.[39]

Lao Tzu

Conhecer o poder natural de cura da respiração é conhecer sua "amplidão" inerente. A respiração não perfaz só uma trajetória ascendente e descendente, que nos ajuda a perceber nossa verticalidade, mas também uma outra trajetória, interior e exterior, que amplia e conecta nossos espaços interiores ao espaço do assim chamado mundo exterior. Da mesma forma que a experiência dos espaços exteriores nos permite diferenciar-nos e relacionar-nos uns aos outros e aos vários objetos e processos do mundo exterior, a experiência dos espaços interiores — as "câmaras" do nosso corpo e da psique — nos permite distinguir as várias funções e energias do organismo e mantê-las em harmonia dinâmica. Como diz Chuang Tzu:

"Todas as coisas que têm consciência dependem da respiração. Mas se elas não obtêm uma quantidade suficiente de ar, a culpa não é do Céu. O Céu abre as vias e lhes fornece suprimento dia e noite sem interrupção. Mas o homem, ao contrário, bloqueia as entradas. A cavidade do corpo é um cofre de muitos andares; a mente é capaz de viajar pelo céu. Mas se as câmaras não forem amplas e espaçosas, as esposas e as irmãs começarão a discutir. Se a mente não viajar pelo céu, as seis aberturas da sensação derrotarão umas às outras."[40]

Para Chuang Tzu e os taoístas, é claro que as diversas câmaras ou compartimentos do organismo humano — principalmente o abdômen, o peito e a cabeça — devem ser "amplos e espaçosos", para que as várias funções e energias do organismo trabalhem em completa harmonia. Sem gozar de um certo espaço entre órgãos e tecidos, não teremos condições de tê-lo em outros aspectos da vida. É justamente essa sensação de que falta espaço na vida, de que não há como expandir nossas experiências, que está na origem do *stress* e do mal-estar. Ela é uma das razões por que tanto gostamos de viajar para o campo ou para o mar, onde podemos não só descortinar o céu e a terra, mas também gozar de um silêncio profundo, inesgotável. Embora essa experiência da amplidão através dos olhos e ouvidos nos ajude a abrir nossa estrutura psicológica, inclusive a mente e os sentimentos, a sensação de amplidão e silêncio rapidamente desaparece quando voltamos às circunstâncias habituais.

Os budistas tibetanos frisam bastante a importância do espaço para o bem-estar, deixando claro que "a sensação de falta de espaço, seja num plano pessoal, psicológico, seja num plano interpessoal, sociológico, tem conduzido a sociedade moderna à negatividade, à confusão, ao conflito e ao desequilíbrio generalizados, (...), mas, se conseguirmos abrir nossa perspectiva e descobrir novas dimensões de espaço na experiência imediata que temos do mundo, a ansiedade e a frustração resultantes do senso de limitação automaticamente diminuirão, permitindo-nos aumentar a capacidade de relacionar-nos sensível e eficientemente com as pessoas, o ambiente e nós mesmos"[41].

Níveis de sensação

A descoberta de "novas dimensões de espaço em nossa experiência imediata" constitui a base da saúde e do crescimento interior. Como nossa experiência mais imediata é a sensação do corpo, é através dele que podemos dar início a essa descoberta. A sensação do corpo pode ser percebida em vários níveis diferentes, e é justamente essa percepção orgânica de vários níveis, de várias densidades de sensação, que pode nos dar a percepção do espaço interior. Esses níveis incluem a sensação de dores superficiais; a sensação compacta do peso e da forma do corpo; a sensação mais sutil de temperatura, movimento e tato; a sensação formigante da totalidade da pele; a sensação vívida e pulsante da estrutura interna da fáscia, dos músculos, órgãos, fluidos e ossos; e a sensação integradora e vibrante dos centros e vias de energia do corpo.

Mas existe mais um nível de sensação que nos é concedido ao nascer: a sensação onímoda de abertura que jaz no âmago do ser. À medida que essa sensação vai se manifestando, à medida que começamos a sentir uma freqüência de vibração mais ampla dentro de nós (uma vibração que, ao invés de excluir, *inclui*), — antes de ela ser condicionada pelas rígidas formas mentais, emocionais e físicas da sociedade em que vivemos, e, principalmente, pela imagem que temos de nós mesmos. À medida que aprendemos a introduzir essa sensação direta da vida na noção que temos de nós mesmos, viveremos uma crescente amplidão, um êxtase no qual as restrições de nossa auto-imagem começarão a diluir-se. A sensação orgânica dessa amplidão essencial abraça as várias polaridades e contradições presentes na vida, as várias manifestações de yin e yang, e lhes permite coexistir sem que precisemos reagir. Esse abraço interior e orgânico, essa aceitação sensorial de tudo aquilo que somos, liberta-nos não só o corpo, mas também a mente e os sentimentos, trazendo-nos um renovado sentimento de vitalidade e plenitude.

Os três espaços da respiração

Porém, para ter acesso a esse abraço interior e orgânico, é preciso abrir as várias câmaras do ser, permitindo-lhes voltar a ser como originalmente eram: grandes e espaçosas. A maneira mais direta de dar início a esse processo é aprender a captar a amplidão essencial da respiração e introduzi-la conscientemente em nós — naquilo que Ilse Middendorf chamou de "os três espaços da respiração". São eles: o espaço inferior, do umbigo para baixo; o médio, do umbigo ao diafragma; e o superior, do diafragma à cabeça (Figura 28). Aprendendo a respirar nesses três espaços e a percebê-los, começaremos a abrir-nos para nós mesmos. Aprenderemos a relaxar as tensões desnecessárias e a atingir o relaxamento dinâmico — o equilíbrio ideal entre a tensão e o relaxamento dos tecidos — nos vários limites entre esses espaços. E esse trabalho, por si só, poderá promover várias mudanças importantes não apenas na percepção que temos de nós mesmos como também em nossa saúde.

A noção dos três espaços da respiração coincide, do ponto de vista da anatomia, quase que exatamente com o conceito do "triplo aquecedor" da medicina chinesa. O triplo aquecedor é um dos sistemas básicos do corpo, um sistema que, apesar de ter nome e função, não tem forma específica. Ele consiste em três espaços energéticos — superior, médio e inferior — que contêm vários órgãos cada um. Do ponto de vista da medicina chinesa, o triplo aquecedor integra, harmoniza e regula os processos metabólicos e fisiológicos das redes de órgãos primários. Ele está associado ao movimento global do chi e é ainda o responsável pela comunicação entre os vários órgãos do corpo. A experiência me diz que a condução consciente do ar a cada espaço da respiração, a cada aquecedor, e a sensação do amplo movimento ascendente e descendente da respiração através dos espaços e dos órgãos que neles se encontram, exercem um forte efeito equilibrante sobre as energias físicas e psicológicas. Quando pratico esse exercício antes de deitar-me, fico mais calmo e durmo melhor; quando o pratico durante o dia, ele me dá uma grande sensação de relaxamento e vitalidade.

Figura 28

Os três espaços da respiração

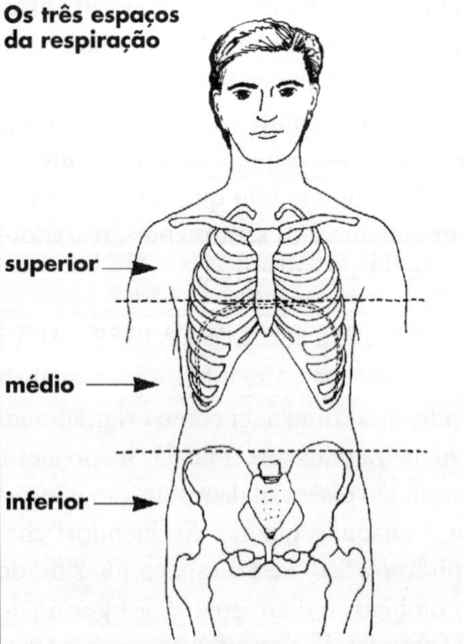

O trabalho com os três espaços da respiração é muito poderoso. Ao falar sobre os resultados desse trabalho com os espaços da respiração existentes no corpo humano, Middendorf afirma que "por meio da prática e do trabalho de respiração, nós criamos e percebemos continuamente novos espaços. Isso permite ao corpo libertar-se de seu torpor e sua falta de vitalidade, de forma a torná-lo ágil e leve em decorrência do movimento contínuo da respiração. Ao encher-se de nova energia, o corpo se sente bem e mais capaz. Esse modo dinâmico de respirar pode conduzir a um grande sucesso e realização em cada forma de expressão da vida. Seu poder de cura age também sobre outros sintomas, estados de exaustão e depressão. Uma capacidade cada vez maior de respirar evita a reincidência desses estados"[42].

Qualquer que seja a linha teórica escolhida para compreender o trabalho com a respiração, é preciso reconhecer que o ar que se introduz no corpo a cada inspiração está repleto não só de nutrientes e energias necessários à vida, mas também da qualidade expansiva e aberta do espaço. É essa qualidade que nos ajuda a abrir-nos para níveis mais profundos do ser e para os nossos poderes interiores de cura, se a deixarmos penetrar em nós. A despeito de sua simplicidade, a respiração ampla não é fácil de aprender. Anos e anos de condicionamento e ignorância nos deixaram com vários maus hábitos respiratórios e, pior ainda, com pouca percepção cinestésica de nossa estrutura física e de como essa estrutura pode facilitar ou dificultar a respiração. Sem essa sensação interior da estrutura física, toda tentativa de impor ao organismo uma nova forma de respirar — seja yogue, taoísta ou qualquer outra — só levará à confusão e, talvez, maiores problemas.

Obstáculos psicológicos à respiração autêntica

Entretanto, quando começamos a sentir essa estrutura, começamos também a tomar consciência das forças mentais e emocionais que agem sobre a respiração, isto é sobre os ritmos individuais de inspiração e expiração. Esse é um aspecto crucial de qualquer trabalho sério de respiração, já que nos mostra quais os obstáculos psicológicos à descoberta da verdadeira respiração.

A incapacidade de expirar completamente

Segundo Magda Proskauer, psiquiatra pioneira na terapia de respiração, um dos principais obstáculos "à descoberta do nosso verdadeiro padrão de respiração" é a incapacidade que muita gente tem de expirar completamente. Se, por um lado, a inspiração exige a presença de uma certa tensão, por outro, a expiração requer que nos livremos dela. É impossível inspirar completamente sem expirar completamente. Portanto, é importante descobrir o que impede a expiração completa. Na maioria das vezes, o que a impede é aquilo que já não é necessário na vida. Proskauer afirma que "a incapacidade de expirar naturalmente parece caminhar de mãos dadas com uma condição psicológica na qual a pessoa está cheia de velhos conceitos e idéias que já estão gastos e perderam sua utilidade"[43]. Ela deixa claro que, para expirar completamente, a pessoa precisa aprender a se libertar de "suas cargas, da cruz que leva ao ombro". Libertando-nos desse peso desnecessário, ela permite que os ombros e as costelas relaxem, voltando a sua posição natural, em vez de projetar-se, tensos, para cima. A expiração completa é uma decorrência natural disso.

A incapacidade de inspirar completamente

Quem não consegue expirar completamente em circunstâncias normais, tampouco conseguirá inspirar completamente. Na inspiração completa — que começa no espaço inferior de respiração e ascende gradualmente em direção aos demais espaços — , o abdômen, a coluna lombar e a caixa torácica devem expandir-se. Conforme vimos nos capítulos anteriores, isso ajuda o diafragma — que se prende à parte inferior da caixa torácica e à espinha na região lombar — a realizar plenamente seu movimento descendente. Para que isso ocorra, os músculos e órgãos envolvidos na respiração precisam operar em harmonia dinâmica, livres de tensões desnecessárias. Mas essa expansão não é apenas um fenômeno físico, ela é também um fenômeno psicológico. Ela depende do desejo e da capacidade de assumir um compromisso total com a vida, de ter uma nova impressão do mundo e de nós mesmos.

A liberdade de abraçar o desconhecido

É mais fácil expirar e inspirar completamente, portanto, quando somos livres para abrir mão do conhecido e abraçar o desconhecido. Na expiração completa, nós nos esvaziamos — não apenas de dióxido de carbono, mas também de velhas tensões, conceitos e sentimentos. Na inspiração completa, nós nos renovamos — não apenas com o oxigênio que absorvemos, mas também com novas impressões de tudo que há em nós e a nossa volta. Ambos os movimentos dependem do "espaço livre e vazio" que está no âmago do nosso ser. É a sensação desse espaço (e silêncio) interior — sensação que às vezes percebemos na pausa natural entre a expiração e a inspiração — que é o caminho para o desconhecido. É ela que pode nos dar a vida e a plenitude.

EXERCÍCIO

Para preparar-se para este exercício, fique de pé ou sentado, de olhos abertos, e sinta o ir e vir de sua respiração. Sinta os três tan tiens — logo abaixo do umbigo, no plexo solar e entre as sobrancelhas. Sinta as diferentes qualidades de vibração dessas áreas. Enquanto respira, sinta sua respiração exterior e interior — os vários movimentos ascendentes e descendentes, tanto dos tecidos quanto da energia. Observe atentamente as áreas que estão tensas ou fechadas à respiração. Passe pelo menos dez minutos praticando essa etapa do exercício.

1 Abra os espaços de respiração

Durante a expiração, use dois ou três dedos para comprimir levemente a parte inferior do abdômen, entre o osso púbico e o umbigo. Durante a inspiração, libere gradualmente a pressão. Sinta como o abdômen reage a ela. Respire dessa maneira várias vezes. Agora ponha as mãos sobre o umbigo e faça o mesmo — comprima-o ao expirar e libere gradualmente a pressão ao inspirar. Observe como o espaço inferior de respiração começa a abrir-se.

Em seguida, ponha as mãos sobre as costelas inferiores, de ambos os lados do tronco. Ao expirar, comprima levemente as costelas. Ao inspirar, libere gradualmente a pressão e sinta as costelas se expandirem. Vale a pena lembrar que essas — também chamadas de "costelas flutuantes" — podem expandir-se bastante, já que não estão presas ao esterno. Na verdade, a expansão delas ajuda a criar mais espaço para os pulmões, por sua vez, se expandirem ao máximo.

Agora, comprima levemente o plexo solar ao expirar. Mais uma vez, observe por alguns minutos como a parte superior do abdômen começa a relaxar e abrir-se. Em seguida, ao expirar, pressione levemente a base do esterno. Depois de respirar várias vezes em cada uma dessas posições, prossiga em direção ao alto do esterno. Se você não se apressar e trabalhar com suavidade, descobrirá que seus espaços de respiração começam a tornar-se mais elásticos e amplos. Agora tente fazer o mesmo em qualquer área do tronco (abdômen, costelas, ombros, etc.) que estiver muito tensa ou constrita. Não se apresse. Na verdade, é melhor trabalhar entre 15 e 20 minutos todos os dias por mais ou menos uma semana que tentar fazer tudo de uma só vez.

2 Uma técnica simples para abrir os três espaços de respiração

Há outra técnica, bastante simples, que você pode usar para abrir seus três espaços de respiração. Essa técnica, que aprendi há muitos anos com Ilse Middendorf, consiste em comprimir determinados dedos de uma mão com determinados dedos da outra. Para abrir o espaço inferior, pressione os mindinhos e os anulares uns contra os outros com firmeza, porém sem forçar. Para abrir o espaço médio, pressione os dedos médios um contra o outro. E para abrir o espaço superior, pressione os polegares e indicadores uns contra os outros. Para abrir os três espaços simultaneamente, pressione os cinco dedos uns contra os outros (Figura 29). Ao começar a praticar este exercício, não pressione os dedos por mais que o período correspondente a oito inspirações e expirações.

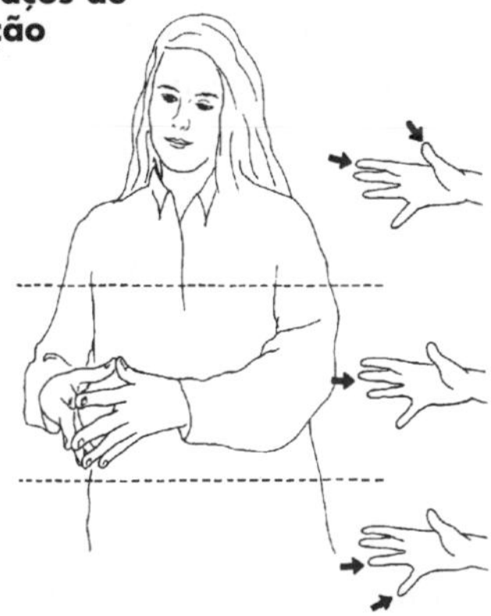

Figura 29

A abertura dos três espaços de respiração

3 O movimento do espaço

Ao perceber que mais partes de você mesmo estão envolvidas na respiração, concentre sua atenção no movimento do ar através do nariz durante a inspiração. Inspire várias vezes, lenta e longamente. Sinta a qualidade vazia, expansiva e espaçosa do ar que desce pela traquéia até os pulmões. Mas não pare por aí. Continuando a inspiração, sinta esse espaço descer até atingir todos os tecidos e órgãos do abdômen e preencher todo o espaço inferior de respiração. Deixe que essa sensação de amplidão libere todas as tensões e absorva qualquer energia estagnada que possa haver sob o umbigo. Ao expirar lentamente, use a atenção para conduzir essas tensões e energias para fora de você através da respiração. Então faça o mesmo trabalho com o espaço médio de respiração (do umbigo ao diafragma) e com o espaço superior de respiração (do diafragma ao alto da cabeça), sentindo os vários tecidos e órgãos neles existentes. Depois de trabalhar com os três, pare de trabalhar intencionalmente com a sensação de espaço e simplesmente acompanhe sua própria respiração.

4 Sinta a respiração da coluna

Agora que você já tem alguma percepção direta dos três principais espaços de respiração, especialmente em relação à parte da frente do corpo, vamos trabalhar com o espaço interior da coluna, o próprio núcleo do corpo, que liga os três espaços de respiração nas costas. Vamos deter-nos particularmente na sensação do ritmo crânio-sacral do líquido céfalo-raquidiano, que pulsa por intermédio do canal central da coluna, descendo do cérebro ao sacro. O líquido céfalo-raquidiano — um fluido translúcido produzido pelo sangue que flui através dos vasos sangüíneos do cérebro — não só fornece nutrientes ao cérebro e à coluna, mas também remove os produtos tóxicos do metabolismo e funciona como um amortecedor de choques mecânicos. A pressão desse fluido influi sobre o fluxo nervoso e afeta a capacidade que têm o cérebro e os sentidos de absorver novas impressões.

Deite-se de costas com as pernas estendidas e os braços ao lado do corpo. Sinta mais uma vez os movimentos de expansão e contração da respiração enquanto ela percorre os três espaços de respiração, os três aquecedores. Tente incluir o pulsar do coração nessa sensação. Depois de alguns minutos, ponha os dedos sobre as têmporas, acima das orelhas (pode colocar os cotovelos no chão) e sinta sua pulsação. Sinta como a cabeça se expande na inspiração e se contrai na expiração. Você poderá chegar a sentir como todo o corpo participa nesse ritmo contínuo de expansão/contração.

Após dois ou três minutos desse trabalho, prenda deliberadamente a respiração depois de inspirar. Veja se consegue sentir uma expansão e uma contração interiores, irradiando da cabeça e da coluna. Não prenda a respiração por mais tempo que o necessário (ou seja, respire antes de sentir algum tipo de desconforto). Depois de respirar espontaneamente várias vezes, prenda novamente a respiração e toque o meio do céu da boca com a ponta da língua. Adiante falaremos sobre o significado desse gesto para fechar o circuito do fluxo de energia chamado de órbita microcósmica. Mas, por enquanto, procure apenas sentir o céu da boca expandir-se e contrair-se no mesmo ritmo da cabeça e da coluna. Se o conseguir, você estará sentindo a pulsação do líquido céfalo-raquidiano. Um ciclo completo de expansão e contração pode levar entre cinco e oito segundos.

5 **Sinta sua coluna e seus espaços de respiração ao mesmo tempo**

Agora, sem perder contato com a "respiração" da coluna, sinta também os três espaços de respiração. Ao sentir a pulsação da coluna, sinta também os três espaços de respiração esvaziando-se e enchendo-se. Na expiração, os espaços se contraem de cima para baixo. Na inspiração, eles se expandem de baixo para cima. *Não force nada.* Apenas sinta o processo de respiração natural — um processo em que os vários espaços do corpo participam. Sinta como eles se tornam "amplos e espaçosos". Deixe sua consciência penetrar nesses espaços e gozar o conforto desse processo natural de expansão e contração. Depois de alguns minutos, levante-se e sente-se, numa cadeira ou no chão. Continue a trabalhar com a respiração ampla por mais alguns minutos, observando as possíveis mudanças provocadas por sua nova posição.

6 A pausa da amplidão

Agora simplesmente acompanhe a respiração. Observe as duas pausas em seu ciclo respiratório: uma depois da inspiração e outra depois da expiração. As grandes tradições místicas falaram dessa pausa como um momento atemporal — um espaço infinito — entre yin e yang, não-ação e ação, no qual podemos ir além de nossa auto-imagem e presenciar nossa natureza incondicionada. Procure sentir essa pausa ao menos como uma entrada que conduz para dentro de você — para dentro da amplidão de cura que existe em sua mais profunda sensação de si mesmo. Não tente forçar nada. Trabalhe assim por, pelo menos, dez minutos.

7 A respiração ampla sob condições de *stress*

É relativamente fácil ter a sensação da amplidão em circunstâncias de tranqüilidade e baixo nível de exigência, e é importante praticar esse tipo de respiração em circunstâncias assim, pelo menos no início. Mas chegará um momento em que você vai querer praticar a respiração ampla — principalmente na área do umbigo — nas circunstâncias estressantes da vida cotidiana. Pois é aqui que a prática terá o maior efeito sobre seu bem-estar e sua saúde geral, e lhe dará novas e valiosas compreensões sobre sua própria natureza. Além disso, é aqui que você terá a oportunidade de descobrir uma profunda sensação interior de você mesmo que de algum modo está "separada" das reações autônomas do sistema nervoso simpático (seu reflexo de "lutar ou fugir"): uma sensação que, caso você consiga manter, diluirá todas as tensões desnecessárias e promoverá o grau de relaxamento adequado e necessário para que você esteja à altura das exigências de cada momento.

A fim de preparar-se para trabalhar nessas condições, pratique o seguinte exercício: fique de pé, com o peso igualmente distribuído em ambas as extremidades inferiores do corpo e com os joelhos ligeiramente dobrados. Sinta-se todo ali de pé, respirando. Deixe que essa sensação vá se tornando cada vez mais profunda à medida que sua respiração prosseguir. Sem perder a sensação de si mesmo, transfira o peso do corpo para o pé direito. Levante o esquerdo ao longo da parte interior da perna direita até chegar à virilha. Use as mãos para colocar o calcanhar sobre a virilha, se possível com os dedos voltados para cima. Em seguida, levante os braços (palmas das mãos viradas para cima) até que as mãos se encontrem por cima da cabeça (Figura 30). Se essa postura for muito fácil para você, não lhe causando nenhum *stress*, feche os olhos e mexa os braços para cima e para baixo enquanto está com a perna dobrada. Caso sua saúde não lhe permita ficar sobre uma perna só nem levantar os braços sobre a cabeça, seja inventivo — descubra outras formas de tornar a postura um desafio para você.

Agora, mantendo-se na posição, deixe que seu peito e abdômen se distendam e comece a respirar na parte inferior do abdômen. Ao inspirar, sinta a amplidão preenchê-la; ao expirar, sinta todas as tensões saindo de dentro de você junto com o ar expelido. Respire assim por dois ou três minutos; em seguida, ponha a língua no céu da boca e tente sentir também a pulsação do líquido céfalo-raquidiano. Ao terminar, deixe os braços caírem lentamente ao lado do corpo (palmas voltadas para dentro) e volte à posição original colocando o pé esquerdo no chão. Sinta todo o corpo respirar. Você percebe alguma diferença entre o lado esquerdo e o direito? Troque de perna e repita todo o processo.

Por ser relativamente difícil, este é um excelente exercício de preparação para a prática da respiração ampla em meio à tensão e ao *stress*. A chave está em aprender a relaxar nessa postura difícil. Se você achar que o abdômen e o peito continuam tensos, concentre sua atenção no rosto, orelhas e língua e simplesmente deixe-os relaxar. Como o rosto é a parte do corpo que reflete mais diretamente as tensões da nossa auto-imagem, aprendendo a relaxá-lo nós podemos relaxar o resto do corpo. Procure respirar diretamente para dentro do rosto, principalmente na área do tan tien superior. Deixe que o espaço vazio e amplo prencha-lhe o nariz, os olhos, as orelhas e assim por diante. Em seguida, volte a respirar na parte inferior do abdômen.

Se você perder o equilíbrio em algum momento desta prática, não resista, não tente competir com a força da gravidade. Aconteça o que acontecer, mantenha o contato com a plena sensação de si mesmo, inclusive sua falta de jeito (seu corpo sabe como cuidar de si próprio sem precisar de sua auto-imagem). Se você cair, simplesmente recomece do início. Na medida em que continuar a trabalhar assim — sem reagir da forma habitual à dificuldade da postura ou à sua falta de jeito —, você começará a compreender que essa sensação interior de si está intimamente relacionada a um nível novo, mais abrangente, de consciência, o qual pode transformar sua vida.

Figura 30

A prática da respiração ampla sob condições de *stress*

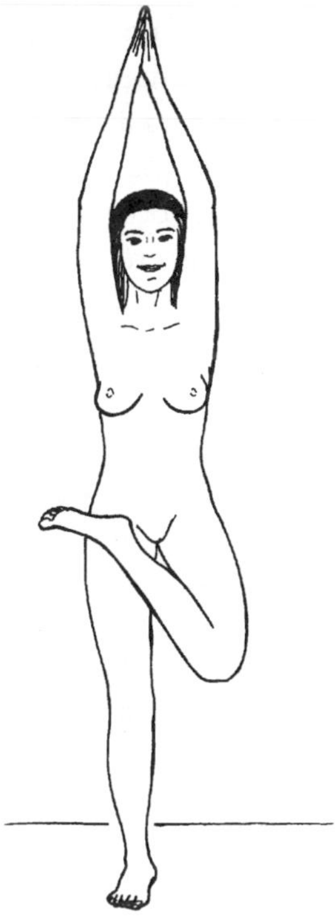

A respiração ampla em condições normais de vida

Quando você conseguir manter o abdômen, o peito e o rosto relaxados ao praticar o exercício anterior, estará pronto para tentar a respiração ampla nas situações normais da sua vida. Faça o que fizer, não escolha situações tão estressantes que o impeçam de conseguir o que pretende — pelo menos no início. Ao contrário, comece com situações comuns: andar na rua, falar com um amigo, etc. Então, à medida que ficar mais habituado à prática nessas condições, passe a tentar a respiração ampla em condições mais difíceis. Ao final, você vai querer respirar assim quando estiver tenso ou sob o efeito da emoção. Procure fazê-lo quando estiver no meio de uma discussão, por exemplo, ou quando se deixar levar pela autopiedade, pela raiva, pela impaciência, pela preocupação, etc. Se conseguir lembrar-se de praticar a respiração ampla nessas condições mais difíceis, você perceberá diretamente a forma pela qual ela pode transformar o *stress* e as emoções negativas que estão associados à sua auto-imagem na energia que você precisa para a vitalidade e o bem-estar.

Ao praticar estes exercícios, faça-o com espírito esportivo, com leveza e curiosidade. Parta do princípio de que o principal é aprender em primeira mão algo sobre você mesmo. Dando continuidade ao trabalho com a respiração ampla, ao fim de algumas semanas ou meses você notará que várias tensões começam a diluir-se por si sós. Perceberá também que a respiração ocupa uma parcela maior de cada espaço interior do corpo. Essas mudanças lhe permitirão observar padrões de tensão profundamente arraigados nas várias posturas e movimentos do corpo, padrões esses que inibem a sensação da energia e do movimento e impedem-no de estar mais aberto para a sua própria plenitude. Além disso, você perceberá que esses padrões se relacionam com — e até se alimentam de — várias atitudes e idéias antigas, bem como emoções negativas crônicas, as quais criam e mantêm sua auto-imagem e deixam pouco espaço para novas experiências e percepções. Perceberá, por fim, que essas atitudes, idéias e emoções são justamente o principal obstáculo à respiração natural e, por conseguinte, à saúde e ao bem-estar[44].

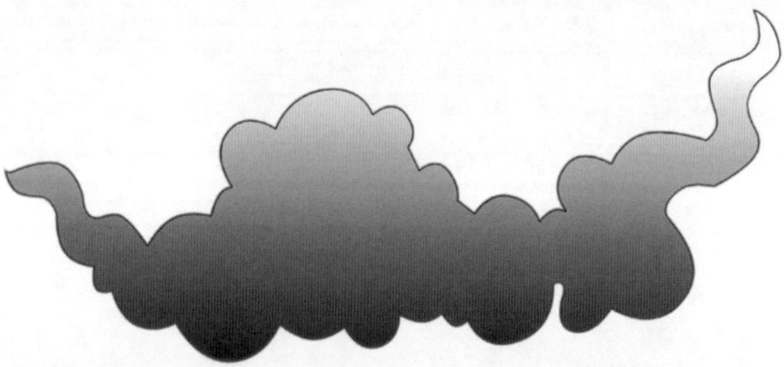

6 A RESPIRAÇÃO RISONHA

A "respiração risonha" é para mim uma prática fundamental
não só para aumentar a consciência de mim mesmo, como também para a cura.
O campo energético sensível e tranqüilo
que ela produz ajuda-me a notar, por contraste, as tensões,
atitudes e hábitos pouco saudáveis que minam minha saúde
e minha vitalidade. Além disso, essa prática contribui para
desintoxicar, energizar e regular os vários órgãos e tecidos
do meu corpo e, por conseguinte, também para fortalecer
meu sistema imunológico e transformar a própria maneira como
percebo e sinto a mim mesmo.

Muito se tem escrito nos últimos anos sobre o poder do riso na promoção do processo de cura. A história de Norman Cousins, ex-editor de *The Saturday Review*, que usou o riso (e a vitamina C) para superar uma doença incurável, foi publicada em seu livro *Anatomy of an Illness* em 1979, e se tornou muito conhecida[45]. Em 1994, o California Pacific Medical Center, em São Francisco, partindo do princípio de que "rir é o melhor remédio", acrescentou um módulo sobre Humor na Medicina a seu Programa de Medicina e Filosofia. Segundo o folheto do programa (*Ways of the Healer*), "os benefícios fisiológicos e psicológicos do riso vêm sendo bem documentados. Este programa visa abordar as formas mais eficazes de estimular e aplicar o riso e seu poder de cura no contexto de um hospital".

A QUÍMICA DE UM SORRISO

Aqueles que sabem por experiência própria como o riso pode alterar as emoções e promover o bem-estar talvez já tenham notado como o sorriso sincero de um amigo — ou mesmo de um estranho na rua — é contagiante, tem o poder de levantar-nos o ânimo e libertar-nos, ao menos temporariamente, das restrições que nos são impostas pelo *stress* e pelas emoções negativas. Um sorriso desses pode transformar a química fisiológica e emocional do organismo. Ele pode introduzir novas energias e perspectivas em nossa vida, ajudando-nos a lembrar e aceitar aquilo que realmente somos. No entanto, surpreendentemente, muito pouco se escreveu sobre a química do sorriso e sua relação com a cura.

O "sorriso interior"

Dada a evidência empírica do extraordinário poder de um sorriso para provocar mudanças desse tipo, é espantoso que tão poucas pessoas riam intencionalmente, para seu próprio bem. Os mestres taoístas há muito reconheceram a força do sorriso na transformação das atitudes e energias humanas, e isso os levou a praticar o que Mantak Chia chama de "sorriso interior". Essa prática nos ensina a sorrir diretamente para nossos órgãos, tecidos e glândulas. "Os sábios taoístas dizem que, quando se sorri, os órgãos liberam uma secreção, parecida com o mel, que alimenta o corpo inteiro. Quando se sente raiva, medo ou *stress*, eles produzem uma secreção tóxica que bloqueia os canais de energia, depositando-se nos órgãos e causando perda de apetite, indigestão, aumento da pressão sangüínea e da freqüência cardíaca, insônia e emoções negativas. Sorrindo para seus órgãos, você poderá expandi-los e torná-los mais macios e úmidos e, assim, mais eficientes".[46] O sorriso interior é usado em diversas práticas e meditações taoístas, inclusive o tai chi. Algumas menções a versões do sorriso interior são encontradas também na literatura budista (por exemplo, em livros de Thich Nhat Hanh). Quanto à sua representação artística, tomem-se os exemplos do eterno sorriso que brota dos lábios do Buda e da Mona Lisa.

O sorriso voluntário pode alterar nosso estado emocional

Não é preciso muita observação nem bom senso para perceber que podemos mudar nosso estado emocional quando colocamos deliberadamente um sorriso no rosto. No livro *The Expression of Emotion in Man and Animals*, Charles Darwin observa que a livre expressão de uma emoção por meio de sinais exteriores serve para intensificar essa emoção. No fim do século XIX, o grande psicólogo William James lançou as bases para uma compreensão mais profunda dessa questão, ao dizer que as emoções dependem da "sensação de um estado corporal"[47]. Mudando-se a expressão ou o estado corporal, mudam também as emoções. Mais recentemente, Moshe Feldenkrais, um dos pioneiros da reabilitação física e da consciência corporal, disse que "todas as emoções estão ligadas a fontes de excitação provenientes do sistema nervoso vegetativo, ou autônomo, ou dos órgãos, músculos, etc. que a ele se associam. A chegada desses impulsos aos centros superiores do sistema nervoso central é percebida sob a forma de emoção"[48]. Mudando a fonte de excitação, através de uma mudança consciente dos movimentos e posturas, nós realmente conseguimos mudar nossas emoções, principalmente aquelas em que se apóia nossa auto-imagem.

Talvez se possa dizer — e com razão — que há uma grande diferença entre o "sorriso espontâneo" e o "sorriso voluntário". Porém, em recente estudo científico sobre os efeitos de diferentes tipos de sorriso sobre a atividade cerebral regional, dois pesquisadores descobriram que o sorriso voluntário altera a atividade cerebral regional de uma forma muito semelhante à do sorriso espontâneo. Ao discutir suas descobertas, os autores concluem: "Embora as emoções sejam geralmente vividas como algo que se impõe ao indivíduo, nossos resultados indicam que é possível a um indivíduo escolher algumas das mudanças fisiológicas que surgem durante uma emoção espontânea, bastando para isso adotar uma determinada expressão facial".[49]

Relaxar a auto-imagem e regular os órgãos

Do ponto de vista do taoísmo, a lembrança de uma imagem agradável, que provoca um sorriso — ou até um sorriso forçado, por mais que a pessoa se sinta doente ou pessimista — tem uma influência quase imediata sobre todo o organismo. O sorriso nos abre e relaxa a fisionomia, o que promove a abertura e o relaxamento de todo o corpo. Além disso, o sorriso relaxa a nossa auto-imagem e todas as emoções e atitudes que a sustentam. Esse relaxamento profundo contribui para gerar no organismo o fluxo de sangue e de energia adequado à cura e permite ao cérebro e ao sistema nervoso uma melhor coordenação com as vísceras, que, por sua vez, assim funcionam melhor.

Com base em minha própria experiência, creio que ao sorrirmos — principalmente dirigindo esse sorriso a nossos próprios órgãos e tecidos — nós promovemos a liberação de substâncias químicas benéficas, provenientes da notável farmacopéia que é o cérebro humano, as quais podem exercer um efeito saudável imediato sobre o corpo. Quando descrevi o processo do sorriso interior à neurocientista Candace Pert e perguntei-lhe se ela achava possível que ele promovesse a produção de substâncias benéficas ao corpo, ela concordou sem ressalvas, acrescentando que os peptídios "modulam os sentimentos". Ela disse que, em sua opinião a partir do instante em que "sentimos um órgão", em que "nos concentramos" nele e "atentamos para o seu circuito autônomo" (o qual é feito principalmente de peptídios), nós "temos o potencial de regular o funcionamento desse órgão"[50].

Una o sorriso interior à respiração ampla

Quando se combina o sorriso interior à respiração ampla e profunda para gerar aquilo que chamo de "respiração risonha", o efeito pode ser ainda mais potente, já que a respiração também pode influir na produção de substâncias químicas benéficas pelo organismo. Na conversa que mencionei logo acima, a dra. Pert me disse que um dos possíveis mecanismos através dos quais a respiração altera a química do corpo e as emoções é a produção de neuropeptídios. Ela afirmou que o centro que controla a respiração está situado no quarto ventrículo da parede inferior do cérebro, ou seja, o mesmo local que também secreta muitos neuropeptídios. Além disso, opinou que talvez seja possível influir, através de uma alteração consciente da nossa respiração, na determinação de quais neuropeptídios serão liberados.

Como quer que se possa explicar seus efeitos, o sorriso que se volta para dentro, do ponto de vista da sensação que provoca, é como um raio de energia, de sentimento, que guia a respiração ampla em direção a pontos cada vez mais profundos do organismo. Já a respiração ampla é como uma onda transmissora que transporta a energia do sorriso para todos os órgãos. A "respiração risonha" é para mim uma prática fundamental não só para aumentar a consciência de mim mesmo, como também para a cura. O campo energético sensível e tranqüilo que ela produz ajuda-me a notar, por contraste, as tensões, atitudes e hábitos pouco saudáveis que minam minha saúde e minha vitalidade. Além disso, essa prática contribui para desintoxicar, energizar e regular os vários órgãos e tecidos do meu corpo e, por conseguinte, também para fortalecer meu sistema imunológico e transformar a própria maneira como percebo e sinto a mim mesmo. O exercício de respiração risonha que se segue baseia-se em experiências feitas por mim, combinando certos elementos da prática do sorriso interior de Mantak Chia e aquilo que chamo de respiração ampla.

EXERCÍCIO

A fim de preparar-se para essa prática, sente-se em silêncio e de olhos fechados por vários minutos. Sinta todo o seu corpo ao mesmo tempo, inclusive suas tensões e emoções. Deixe que elas se acalmem, como impurezas que se depositam no fundo de um copo d'água. Evitando pensar nelas, você conseguirá fazê-las "depositar-se". Sinta também a respiração. Em seguida, abra os três principais espaços de respiração através da respiração ampla. Sinta todo o seu corpo respirar.

1 **Sinta e relaxe os olhos**

Sinta os olhos. Faça-os mover-se em círculos ou espirais, bem devagar, para um lado e para o outro. Agora pare e deixe-os relaxar dentro das órbitas. Como afirma Mantak Chia, "a prática do Sorriso Interior começa nos olhos. Eles estão ligados ao sistema nervoso autônomo, que regula o funcionamento dos órgãos e glândulas. Os olhos são os primeiros a receber sinais emocionais, acelerando o funcionamento de órgãos e glândulas em situações de *stress* ou perigo (a reação de 'lutar ou fugir') e desacelerando-o quando a situação chega ao fim. Teoricamente, os olhos são capazes de manter um nível equilibrado de reação. Por conseguinte, se conseguir relaxá-los, você poderá relaxar todo o seu corpo e, assim, liberar sua energia para realização da atividade a que se propõe"[51].

2 **Deixe que a sensação de relaxamento se transforme num sorriso**

Figura 31

Visualize alguém de quem você gosta sorrindo para você

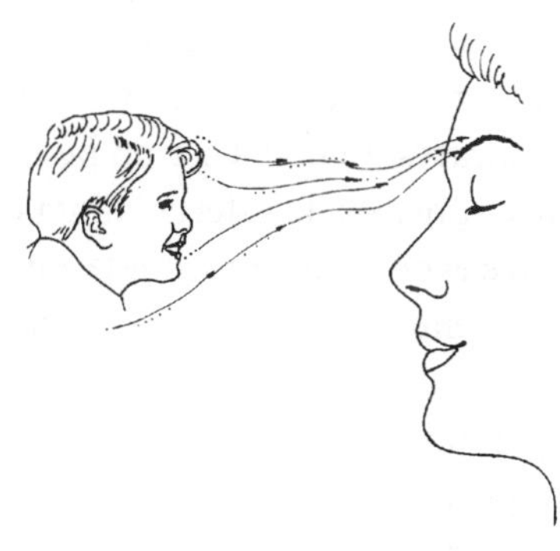

Ao sentir os olhos relaxados, deixe que essa sensação de relaxamento se espalhe por todo o rosto e até mesmo pela língua e pelos ossos da cabeça. Agora visualize alguém de quem você gosta sorrindo para você. Deixe que esse sorriso o penetre e sorria de volta para essa pessoa

(Figura 31). Sinta como seus olhos e seu rosto relaxam ainda mais. Se não conseguir criar uma imagem que o faça sorrir, simplesmente sorria de propósito. Levante os cantos da boca, as bochechas e faça o melhor que puder. Se conseguir fazer isso por alguns minutos, logo se verá sorrindo com bastante naturalidade.

3 Sinta seu rosto respirar através do sorriso

Agora introduza a respiração ampla em sua consciência. A cada inspiração, sinta o ar entrando não só pelo nariz, mas também pelo rosto e pelos olhos. Sinta a respiração ser tocada pelo sorriso que você tem no rosto. Veja como esse sorriso transforma sua respiração. É como se o sorriso tornasse a respiração ainda mais vibrante e expansiva. Enquanto continua a respirar dessa forma, talvez você note um aumento na produção de saliva. Isso é um bom sinal. Não a engula imediatamente. Continue respirando, juntando cada vez mais saliva na boca. A ciência demonstrou que a saliva contém uma ampla gama de proteínas, inclusive hormônios e outras substâncias, que têm função digestiva, antibacteriana e mineralizante, entre outras. Os taoístas acreditam que, além dessas funções, a saliva — à qual por vezes se referem como "o elixir dourado" — pode absorver o chi da respiração e contribuir na distribuição dessa energia pelo organismo[52]. Do ponto de vista do taoísmo, se adequadamente usado, o aumento na produção de saliva pode fornecer uma valiosa contribuição para a manutenção da saúde.

4 Sorria para os seus órgãos

Agora você vai guiar a respiração risonha em direção a todos os seus órgãos (Figura 32). Deixe seu sorriso fluir em direção descendente, como água, através do maxilar e do pescoço até o timo, a glândula que fica na parte superior do esterno. Sinta o timo abrir-se e fechar-se a cada inspiração e expiração. Em seguida, deixe a respiração risonha descer até o coração. Tente senti-lo relaxar enquanto você sorri e respira nele. A seguir, deixe a respiração risonha atingir os pulmões. Você consegue senti-los expandir-se e contrair-se dentro do peito, dos lados do coração? Daí, guie a respiração risonha até o fígado, do lado direito da caixa torácica. Sorria e respire nessa área. Sinta a região em torno do fígado expandir-se e contrair-se levemente, liberando todas as tensões supérfluas. Em

Figura 32

Leve o sorriso a seus órgãos

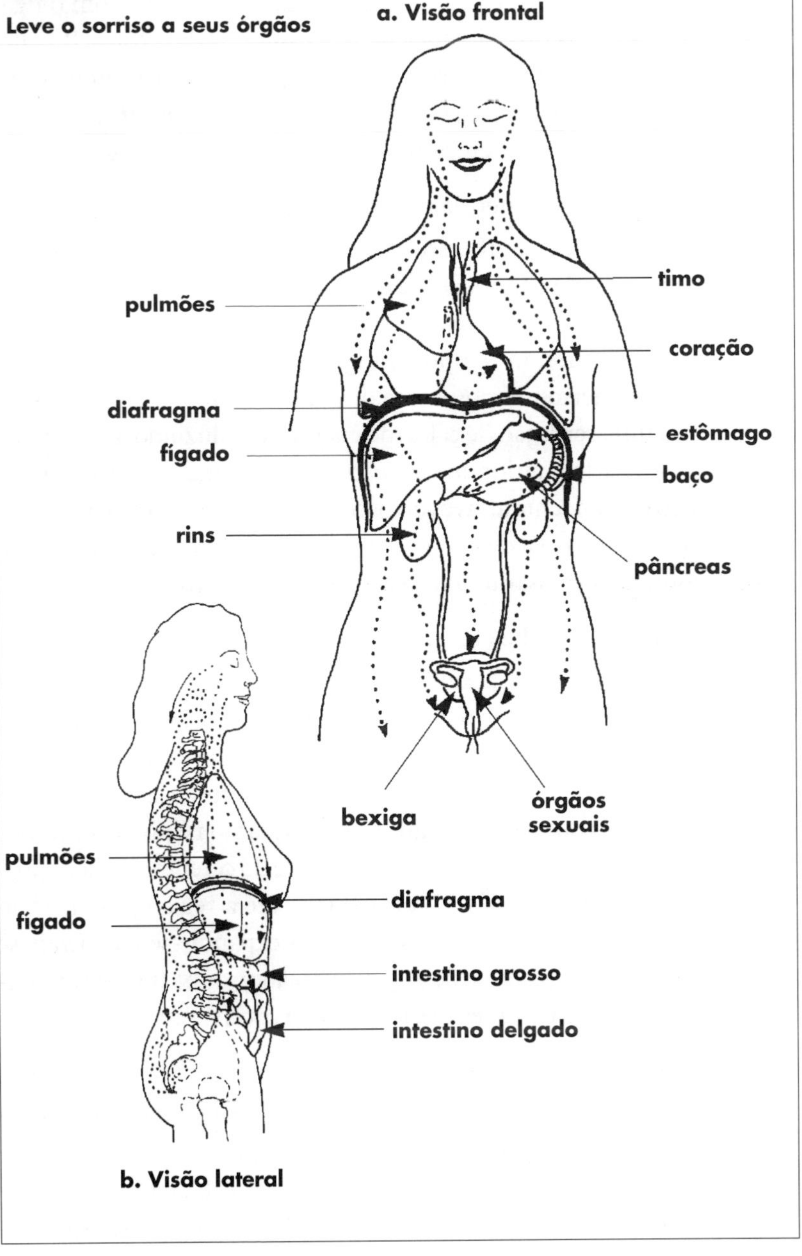

seguida, inclua o pâncreas e o baço (do lado esquerdo da caixa torácica) na respiração risonha, trabalhando da mesma maneira que com o fígado. Depois, inclua os rins, situados na parte inferior das costas. Procure senti-los expandir-se e contrair-se a cada respiração. Por último, leve a respiração risonha à bexiga e aos órgãos sexuais. Ao respirar nessa área, procure sentir todo o seu ventre abrir-se e encher-se de energia.

5 **Engula a saliva e siga a energia no seu caminho descendente**

Depois de completar esse processo, você provavelmente estará produzindo mais saliva que de hábito. Deixe que ela lhe encha a boca. Depois de acumular uma boa quantidade, faça-a rolar pela boca várias vezes e então, engula-a; ao mesmo tempo, alongue a parte de trás do pescoço, empurrando o queixo um pouco em direção ao peito. Ao engolir a saliva, você terá uma sensação de calor, de energia, conduzindo a respiração risonha para a parte inferior do seu corpo. Acompanhe essa sensação em seu percurso descendente através do pescoço em direção ao esôfago, estômago, intestino grosso e delgado e reto, até chegar ao ânus. Sinta a respiração risonha perpassar todo o seu aparelho digestivo.

6 **Leve a respiração risonha até o cérebro e a coluna**

Volte à respiração ampla e certifique-se de estar com um sorriso no rosto. Sinta os olhos e deixe-os relaxar nas respectivas órbitas. Sinta como se a respiração risonha lhe penetrasse no corpo através dos olhos e do rosto em direção ao meio do crânio, à glândula pituitária, ao hipotálamo e outras partes do cérebro (Figura 33). Enquanto respira assim, você talvez tenha a sensação de estar mais consciente do cérebro e de seus processos. Deixe a respiração risonha alastrar-se até a região posterior do cérebro, a área do cerebelo. Sinta sua cabeça expandir-se e contrair-se com a respiração. Em seguida, deixe a respiração risonha fluir lentamente por sua coluna, vértebra por vértebra, até o cóccix.

7 **Acumule e absorva a energia**

Agora, ao inspirar, sinta o abdômen expandir-se na medida da amplidão da respiração risonha. Sinta o calor e a energia que aí se concentraram. Expire levemente pela boca. Concentre a maior parte da atenção no abdômen, deixando a sensação de conforto e amplidão aí presente espalhar-se em direção a todos os órgãos, tecidos e ossos simultaneamente. Quando sentir que sua consciência desse processo já é consistente o bastante, acrescente mais um elemento a essa prática. Ao respirar, procure sentir não apenas a "energia risonha" sendo absorvida por seus órgãos, mas também as toxinas e tensões internas indo embora com a expiração. Quando ganhar segurança nessa prática, você perceberá o imenso potencial que ela tem para energizá-lo e promover seu bem-estar.

Figura 33

Leve o sorriso ao cérebro

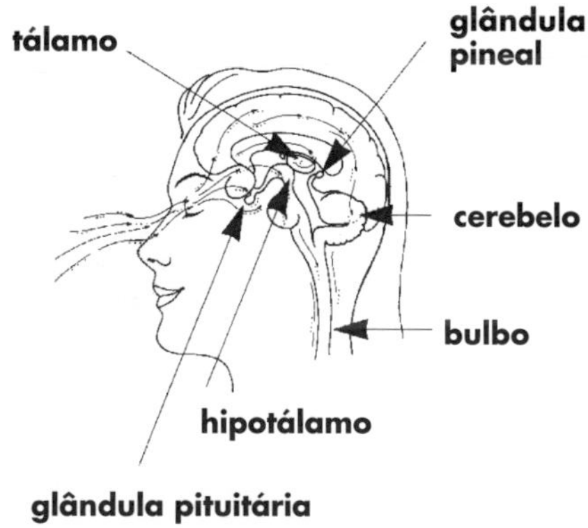

Ao praticar a respiração risonha, lembre-se de que o objetivo não é torná-lo um autômato sorridente. O propósito é duplo: em primeiro lugar, ajudá-lo a entrar em contato consciente com seu ser físico e emocional e, em segundo, ajudá-lo a libertar suas energias das emoções negativas e tensões desnecessárias, nas áreas em que há "bloqueios". Enquanto pratica os exercícios, lembre-se de estar sempre com um sorriso no rosto. Ao cabo de alguns meses de prática, você conseguirá promover alguns dos resultados pretendidos partindo apenas da leve sensação de um sorriso interior. Isso lhe permitirá recorrer à respiração risonha em meio ao *stress* e aos conflitos do dia-a-dia.

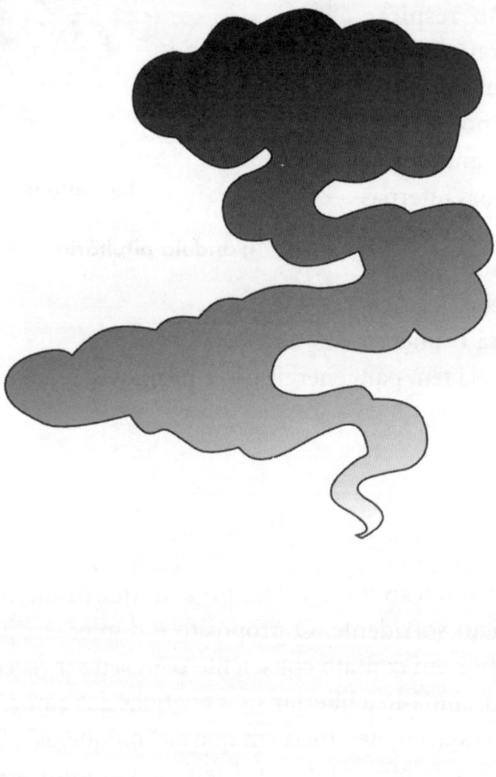

7 A CIRCULAÇÃO DO SOPRO VITAL

A atenção pode ir até onde a respiração vai.
Aprendendo a respirar naturalmente —
isto é, aprendendo a respirar vitalidade em cada parte do ser —
nós não apenas promovemos a expansão de nossa consciência interior,
como também estimulamos o movimento saudável e harmonioso
de substâncias e energias em todo o corpo.

A saúde e o bem-estar dependem do movimento constante e harmonioso da energia, do chi, através de todo o organismo, energia essa que, segundo os taoístas, provém não só dos alimentos e do ar, mas também da natureza e dos astros. Do fluxo de sangue e linfa ao movimento do líquido céfalo-raquidiano, passando pelo fluxo de impulsos nervosos e a ativação de sinapses, pela liberação contínua de enzimas e hormônios e pela recepção de impressões e percepções através dos sentidos internos e externos, um organismo saudável é aquele em que o movimento de energias e substâncias não sofre impedimentos, conforme as exigências dos vários tecidos, órgãos, nervos, vasos e canais do corpo. Um coágulo sangüíneo, por exemplo, pode provocar um ataque cardíaco ou um derrame cerebral e a morte subseqüente. A congestão dos nódulos linfáticos pode provocar doenças. Um nervo "estrangulado" pode causar perda de movimentos ou sensações. A tensão desnecessária sobre músculos e tendões desperdiça energia, reduz a sensibilidade orgânica e contribui para o acúmulo de toxinas no organismo.

A NECESSIDADE DE NOVAS IMPRESSÕES

Além disso, observando a vida psicológica, constatamos que seu funcionamento é análogo ao da vida física, com a qual, aliás, está estreitamente associada. A rigidez de crenças e atitudes, bem como o excesso de emocionalismo (sejam as emoções positivas ou negativas), podem ser tão perigosos para o bem-estar quanto a obstrução de artérias, já que podem alterar ou impedir radicalmente o fluxo geral de energia, diminuindo a sensação de amplidão interior e exterior. Esses estados psicológicos podem desequilibrar todos os sistemas orgânicos, caso se tornem crônicos. A experiência que a pessoa tem de si mesma pode estreitar-se a ponto de fazê-la perder sua noção de plenitude. Alguns grandes mestres, como

Buda e Gurdjieff, usam palavras como *fixação* e *identificação* para descrever o processo pelo qual se perde o contato com o próprio ser. Quando nos "identificamos" continuamente com uma determinada imagem, idéia, atitude, sensação ou estado emocional e nos deixamos levar por eles, nossa consciência de nós mesmos, dos outros e do meio ambiente torna-se extremamente estreita. Além disso, a circulação da energia em nós se torna desarmônica, pois certas partes ficam sem receber a nutrição física e psicológica necessária à saúde e ao bem-estar. Pior ainda, essa identificação reduz aquilo que Gurdjieff chama de "alimento de impressões", através do qual a "natureza nos transmite (...) a energia que nos move e nos faz viver e ser"[53]. O fluxo da vida, da energia, das impressões se torna mais lento, e logo nos vemos exaustos — ou até mesmo doentes.

No meu caso, ficou claro que o bem-estar era mais afetado quando minha vida se estagnava e perdia o movimento, quando lhe faltavam novas impressões de mim mesmo e do mundo, quando não havia sentido e satisfação orgânica ou quando simplesmente havia demasiadas impressões de um só tipo. Nessas ocasiões, eu me via petrificado, encerrado numa prisão de atitudes físicas, emocionais e mentais construída por mim mesmo, a qual impedia a entrada de qualquer coisa nova. Não só do ponto de vista da experiência, como também do da própria ciência, é claro que o cérebro e o sistema nervoso precisam do estímulo constante porém equilibrado de novas impressões para desenvolver-se e funcionar com saúde. Como dizem os pesquisadores Robert Ornstein e David Sobel, "o cérebro aparentemente necessita de uma certa quantidade de estímulos e informações para manter sua organização. Quando essa quantidade é demasiada ou insuficiente, o resultado é a instabilidade e a possibilidade de doenças"[54].

A alimentação do cérebro e do sistema imunológico

Na maioria dos casos, o estímulo de que o cérebro necessita provém principalmente do contato da pessoa com o mundo exterior, da interação social, do lazer, dos estudos, viagens, trabalho, desafios, etc. Esse estímulo, *quando não atinge um patamar estressante*, contribui para manter o organismo em equilíbrio e para alimentar o sistema imunológico. Cada impressão sensorial que recebemos nos influencia. Até mesmo o sabor ou o cheiro de uma comida podem ter o efeito de alimentar o sistema imunológico. Um recente estudo realizado pela Duke University mostrou que a presença de aditivos que davam mais sabor e mais odor à comida promovia um significativo aumento nos níveis de células B e T dos participantes mais idosos, os quais apresentavam deficiências de paladar e olfato. Esses linfócitos, que amadurecem na medula óssea, no timo e em outras áreas, são, "na maioria das vezes, os fatores responsáveis por proteger o organismo contra doenças e infecções"[55].

Novos sabores em nós

A alimentação do cérebro e do sistema imunológico através de estímulos e informações adequadas não depende, contudo, apenas da percepção de acontecimentos exteriores. Tal efeito pode ser obtido por meio da percepção de eventos interiores, tais como nossos pensamentos, sentimentos e sensações sempre mutantes. A observação e a sensação de nós mesmos nos permitem experimentar novos "sabores" dentro de nós. Elas nos tornam capazes de absorver e metabolizar impressões diretas de nossas funções, atitudes e energias interiores. Essas impressões não apenas nos proporcionam uma renovada vitalidade, mas também rompem com as limitações impostas pela auto-imagem que cultivamos, dando-nos uma noção mais real e mais ampla de nós mesmos.

Todavia, como já sabemos, para aprender a absorver novas impressões através da sensação de nós mesmos, é preciso um grande relaxamento interior. É preciso também ter a capacidade de levar o ar inspirado até partes inopinadas do nosso ser. A atenção pode ir até onde a respiração vai. Aprendendo a respirar naturalmente — isto é, aprendendo a respirar vitalidade em cada parte do ser — nós não apenas promovemos a expansão de nossa consciência interior, como também estimulamos o movimento saudável e harmonioso de substâncias e energias em todo o corpo.

O movimento do sopro vital através da órbita microcósmica

Segundo o taoísmo, o movimento natural do chi no nosso organismo é, de fato, o movimento do nosso "sopro vital". Esse movimento é regido pela lei de yin e yang, que corresponde à lei da polaridade, às cargas positiva e negativa da eletricidade e do magnetismo, e se processa por intermédio de uma complexa rede de vias de energia associadas aos vários órgãos dos sentidos, aos órgãos internos e aos centros de energia do corpo. A energia flui de áreas de maior potencial para áreas de menor potencial "elétrico". As doenças ocorrem quando esse fluxo é bloqueado ou sofre algum tipo de desequilíbrio. Os canais podem ser reabertos ou reequilibrados por meio de uma série de recursos, entre os quais a acupuntura, ervas, massagens, meditação, movimentos e posturas especiais e, claro, o trabalho de respiração.

Baseados em suas próprias observações e descobertas, os mestres taoístas e os médicos chineses acreditam haver cerca de 60 canais de energia principais, ou meridianos, no corpo humano. Enquanto alguns deles, chamados de "canais primários", levam o sopro vital (a força vital) aos vários órgãos e glândulas do corpo, outros, chamados de "canais psíquicos", funcionam como reservatórios especiais de energia, que ligam e alimentam os canais primários. A fim de compreender o poder da respiração natural do ponto de vista do taoísmo, é necessário conhecer os dois principais canais psíquicos: o canal regente e o funcional, pois são eles que conectam os principais centros de energia do corpo. E são esses centros que absorvem e transformam nossa energia à medida que ela passa através deles, fornecendo a quantidade de energia adequada aos canais primários para que seja distribuída por todo o organismo.

O canal regente e o canal funcional

O *canal regente*, um canal yang, começa no períneo (entre o ânus e os órgãos sexuais), contorna a ponta do cóccix e a parte externa do sacro e então sobe através da coluna. Quando ele chega ao crânio, continua a correr para cima ao longo da superfície do cérebro até o alto da cabeça. Daí, ele desce pelo meio do rosto (entre aproximadamente 2,5 e 4cm abaixo da superfície da pele) e termina no palato, no céu da boca. O *canal funcional*, um canal yin, também começa no períneo, sobe por debaixo do osso púbico e continua através da linha central do corpo, passando pelo umbigo, pelo plexo solar e pelo coração, a uma profundidade de cerca de 2,5 a 4cm, até atingir a ponta da língua. Em geral, a energia flui num movimento ascendente pelo canal regente e descendente pelo canal funcional, embora seu movimento possa ocorrer também em sentido contrário. O circuito da energia se processa de modo mais eficaz nos dois canais quando a ponta da língua toca o céu da boca. Esse circuito é chamado de "órbita microcósmica" ou "roda da vida" (Figura 34), sendo a base da alquimia taoísta não só em termos de saúde, mas também de crescimento espiritual[56].

A sensação direta da energia

Embora a vida do corpo dependa da circulação contínua de energia através desses dois canais, a quantidade, a qualidade e o movimento dessa energia muitas vezes não são suficientes para que a pessoa atinja o alto nível de saúde e vitalidade a que tem direito. Do ponto de vista taoísta, é só através da sensação direta dessa energia que podemos corrigir essa situação. Mantak Chia deixa isso claro quando diz que "o conhecimento do fluxo de energia do corpo nos permite compreender por que a Órbita Microcósmica deve ficar sempre aberta para dar lugar ao movimento do chi e aumentá-lo. Quando não sabemos como conservar, reciclar e transformar a força interior através dessa via, nosso consumo de energia passa a ser tão ineficaz quanto o de um carro que não faça nem 2 km por litro de combustível. Praticando a meditação da Órbita Microcósmica, podemos entrar em contato com o fluxo de chi no corpo e localizar bloqueios ou pontos vulneráveis em seu caminho, de forma a poder corrigi-los. Isso nos ajuda a usar melhor nossa força vital e a otimizar a relação interna entre 'combustível/quilômetros' "[57].

Se for honesta, a maioria das pessoas terá de admitir que não tem sensação direta da energia vital e até das partes mais importantes do corpo — o abdômen, o peito, a cabeça e as costas. Quando se tem alguma sensação dessas áreas, geralmente é por causa de algum tipo de desconforto, como dor nas costas, indigestão, dor de cabeça, etc. — sinais de que a energia está bloqueada ou fluindo de modo inadequado. Entretanto, o trabalho da órbita microcósmica nos permite sentir essas áreas com mais freqüência, além de detectar possíveis tensões em desenvolvimento. Nossa consciência interior aos poucos se expandirá permitindo-nos obter impressões mais diretas do corpo de dentro para fora, no que diz respeito aos movimentos e bloqueios da força vital. À medida que começarmos a percebê-la diretamente pela sensação, a órbita microcósmica se manifestará como uma via eternamente presente de acesso aos espaços interiores e centros de energia do nosso ser. É através da per-

Figura 34

Órbita microcósmica

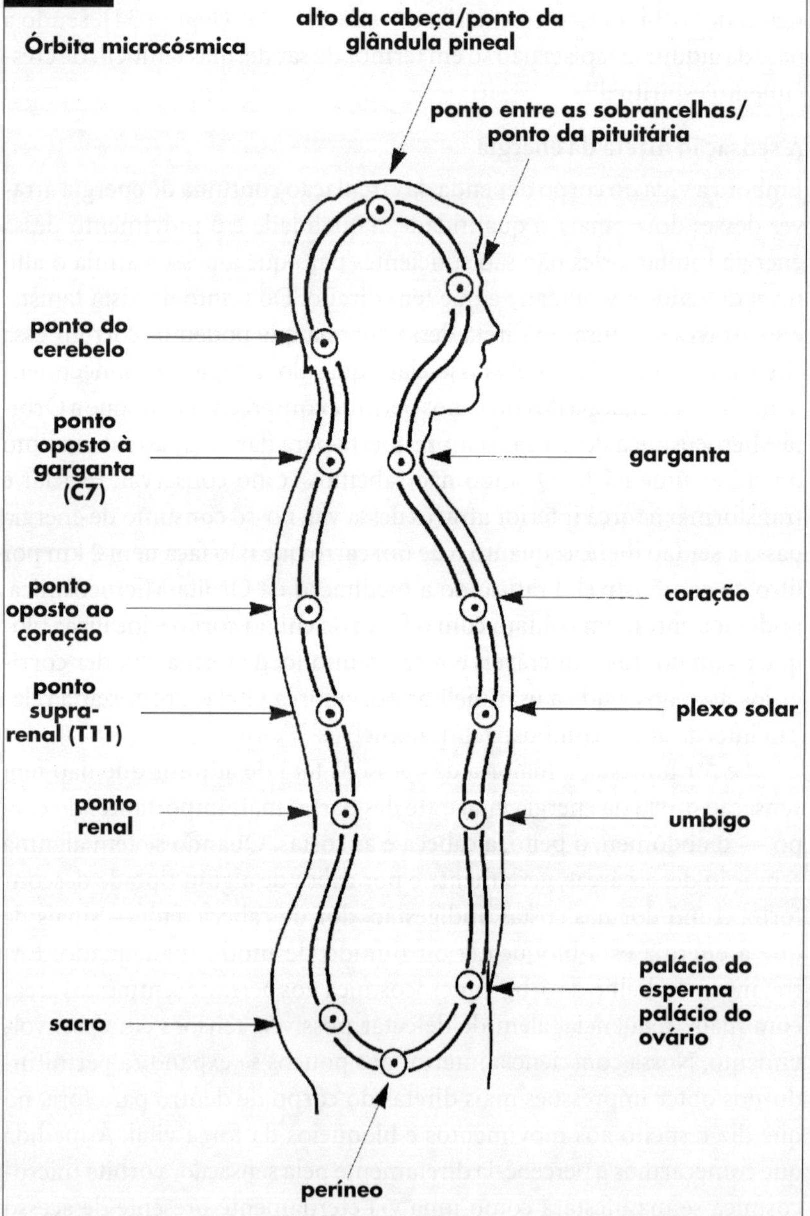

cepção da circulação da energia interior no âmbito desses espaços e centros que uma verdadeira transformação pode ocorrer no nosso corpo e na nossa psique — uma transformação que pode promover a saúde e o desenvolvimento interior.

EXERCÍCIO

A circulação do sopro vital aqui descrita baseia-se na meditação da órbita microcósmica (segundo me foi ensinado pelo mestre Mantak Chia), um tipo de meditação que até pouco tempo atrás só era transmitida de professor para aluno, e isso depois de o aluno haver demonstrado seu compromisso e sua perseverança. *Não pratique este exercício antes de haver praticado todos os exercícios anteriores deste livro e começado a despertar sua sensação interior em relação a todo o seu corpo.*

Quando se trabalha com a circulação do sopro vital, é preciso estar relaxado e receptivo. Assim se poderá estar aberto à recepção de novas impressões de si mesmo. Como se pode ver no Apêndice 2, cada um dos centros de energia da órbita microcósmica tem atributos psicológicos específicos, dependendo de estar aberto ou fechado. Com o tempo, através da auto-sensação, você poderá receber impressões diretas acerca da condição de cada centro e, por conseguinte, de seu estado emocional e psicológico.

Para preparar-se para este exercício, comece a trabalhar a respiração risonha, respirando para dentro dos órgãos internos por uns 10 minutos. Então comece a respirar suavemente, por mais alguns minutos, para o abdômen. Sinta-o expandir-se ao inspirar e contrair-se ao expirar. Quando essa sensação se tornar mais clara, interrompa todo esforço e passe apenas a respirar espontaneamente. Mantenha-se assim pelo tempo necessário. Tente sentir-se como se estivesse sendo "respirado" do fundo de seu abdômen.

Enquanto estiver praticando este exercício, não se demore muito em nenhum dos centros, principalmente os do coração, o do ponto oposto ao coração e os da cabeça. Antes de a órbita microcósmica estar completamente aberta, a concentração em qualquer centro pode perturbar o fluxo de energia do corpo. Não se concentre nos pontos acima citados por mais de 20 ou 30 segundos cada um. Quanto aos demais centros, entre um e dois minutos é o tempo suficiente.

1 **Desperte a energia do períneo**

Concentre sua atenção no centro de energia do períneo, entre os órgãos sexuais e o ânus. Sinta essa área com o máximo de clareza possível. Depois de ter obtido alguma sensação proveniente desse centro, principalmente de sua vibração, respire para essa área, inspirando lenta e longamente (Figura 35). Sinta como o centro parece expandir-se quando você respira. Ao expirar, libere quaisquer tensões que possa haver aí. Repita o processo até sentir a energia ganhar vida no períneo.

2 **Desperte os centros do canal regente**

Agora concentre-se no canal regente, dirigindo a atenção para o cóccix e o sacro. (Você talvez descubra que isso acontece espontaneamente.) Se não conseguir sentir esta ou qualquer outra área, use os dedos para palpá-la. Então trabalhe a respiração da mesma forma que fez com o períneo. Quando sentir que a área começa a abrir-se, prossiga até o ponto renal, oposto ao umbigo; o torácico 11, oposto ao plexo solar; o ponto entre as escápulas, oposto ao coração; o ponto cervical 7, que é a grande vértebra na base do pescoço; a almofada de jade, que está na base do crânio; o ponto do alto da cabeça, no cocuruto; e o ponto entre as sobrancelhas, do qual já falamos em capítulos anteriores. Trabalhe um ponto de cada vez. Não tente forçar a sensação. Apenas deixe que cada ponto se abra por si só, simplesmente pelo contato entre ele e a energia de sua respiração. Não é preciso percorrer todos os pontos do canal regente de uma só vez. Você poderá trabalhar cada um deles individualmente, em sessões de 10 ou 15 minutos, ao longo de vários dias. Ao fazê-lo, porém, comece cada nova sessão pelo períneo e revise rapidamente os pontos já sentidos anteriormente.

3 **Desperte os centros do canal funcional**

Quando finalmente chegar ao ponto entre as sobrancelhas, coloque a ponta da língua de leve no céu da boca, logo atrás dos dentes superiores,

Figura 35

Respire no períneo

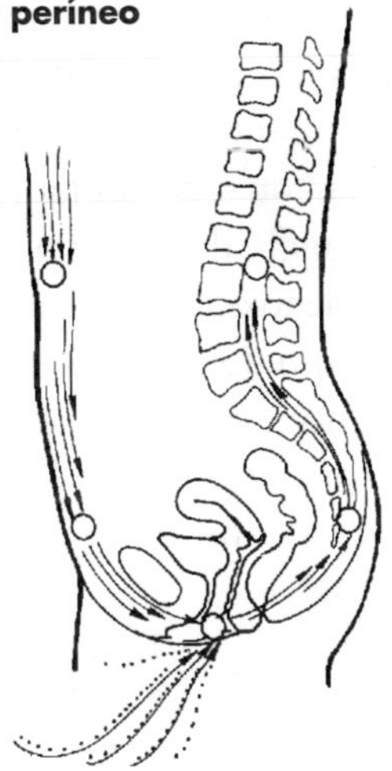

e deixe-a aí durante o exercício. (Um bom local é aquele em que a língua naturalmente toca quando você pronuncia a palavra "lê".) Agora deixe a atenção descer pelo canal funcional, através da boca e da língua, até o centro da garganta. Mais uma vez, inspire em direção a esse centro e expire a partir dele até começar a sentir a vibração de abertura. Então, dirija a atenção para o centro do coração, que está cerca de 2,5-4cm acima da base do esterno; para o plexo solar, entre a base do esterno e o umbigo; para o centro sexual, na área do osso púbico; e finalmente de volta ao períneo. Pratique o exercício pelo tempo necessário, concentrando-se em um centro de cada vez. A impaciência de nada adianta nesta prática. O importante é realmente sentir a vibração de cada centro.

4 Faça o sopro de vida circular

Depois de ter localizado e sentido os vários centros, a etapa seguinte é sentir a energia da respiração enquanto ela circula através deles. Essa não é uma tarefa fácil. As obras taoístas clássicas deixam claro que podem ser necessários muitos anos para ter a sensação da órbita microcósmica em toda a sua plenitude. É importante lembrar que a maioria das pessoas tem pouca experiência em trabalhar a atenção e a energia dessa forma. Muitas vezes, os centros de energia estão repletos de tensão e mal se mostram perceptíveis. Por isso, nem sempre o processo de abri-los é confortável. Porém, caso haja persistência na prática, as pessoas acabam descobrindo e testemunhando uma nova sensação de movimento dentro delas, além de ter um contato bem maior com sua própria presença energética.

Externamente, a prática é bastante simples. Ao inspirar, sinta a energia do sopro vital subir pelo canal regente, do períneo em direção aos vários centros. Ao expirar, sinta a energia descer pelo canal funcional, do ponto entre as sobrancelhas até o períneo, passando pelos vários centros. Lembre-se de manter a ponta da língua pousada no céu da boca. Você pode, de vez em quando, tentar reverter o processo: respirar subindo pelo canal funcional e descendo pelo canal regente. Isso contribui para limpar os canais de toxinas e tensões. Não se preocupe se não sentir o movimento em algum dos centros. Simplesmente observe o que acontece — onde pode sentir-se e onde não pode. Com o tempo, os canais e centros se abrirão mais, permitindo-lhe receber impressões novas e diretas de suas energias interiores, na medida em que elas circularem melhor pelo organismo.

Na tradição taoísta, a órbita microcósmica é às vezes chamada de "pequena órbita". Os taoístas trabalham também a "órbita macrocósmica" ou "grande órbita", na qual a energia vital flui não só através dos canais regente e funcional, mas também através de canais nos braços e pernas. Existem ainda outras práticas, que dizem respeito a outras vias de energia, estas em partes mais profundas do corpo. Infelizmente, há pessoas que começam essas práticas "mais elevadas" antes de haver criado uma base adequada para esse trabalho. Isso pode trazer não apenas confusão, mas também danos físicos ou psicológicos.

A CURA E O EQUILÍBRIO

A respiração através da órbita microcósmica já é em si uma prática avançada de cura e meditação, e representa a base da maioria das práticas subseqüentes. Ela pode exercer fortes efeitos não só no plano da saúde física, como também nos planos psicológico e espiritual. Desde há séculos, os mestres de chi kung vêm afirmando que, quando se consegue perceber plenamente a energia que flui através da órbita microcósmica, centenas de doenças podem ser evitadas ou curadas. Quando os discípulos lhe perguntam como lidar com as doenças, o mestre taoísta Mantak Chia geralmente responde: "Basta realizar a Órbita Microcósmica; esse exercício interliga todas as partes do seu corpo. Primeiro procure o equilíbrio, e muitos problemas se resolverão".[58]

Esse equilíbrio, porém, não é estático. Ao contrário, ele se baseia numa constante atenção interior ao verdadeiro centro físico de gravidade do corpo humano — o tan tien inferior, o centro de energia logo abaixo do umbigo — enquanto se realizam os movimentos internos e externos da nossa vida. A expansão e a contração rítmicas da respiração natural, que vêm de dentro do abdômen, ajudam a manter essa atenção e a ativar a energia desse centro, fazendo-a circular pelo corpo e permitindo-nos *uma sensação mais completa de nós mesmos.* Conforme já vimos, é essa sensação do todo orgânico que pode ajudar a libertar-nos daquilo que LaoTzu chama de "estreita noção de ego", abrindo-nos para as forças alquímicas da cura e da plenitude.

APÊNDICE 1

Exercícios especializados de respiração

A integração da respiração natural ao dia-a-dia talvez seja o que de mais prático se possa fazer em prol da saúde, do bem-estar e do crescimento interior. Já analisamos alguns dos diversos efeitos fisiológicos desse tipo de respiração sobre as funções do organismo. Além disso, discutimos os efeitos salutares da respiração natural sobre a vida emocional. Nenhum desses efeitos é misterioso; eles se baseiam nos mecanismos internos do organismo e nas leis do Tao, do yin e do yang, ou seja, nas leis da própria vida. Através da observação de si mesmo e da autoconsciência, a pessoa passa a conhecer essas leis e a viver e crescer em harmonia com elas.

Depois de ter começado a praticar regularmente a respiração natural nas condições normais da vida cotidiana, podemos lançar mão de uma série de exercícios especializados de respiração que visam atender a necessidades específicas. Tais necessidades incluem a limpeza do sistema respiratório, o relaxamento em meio a situações de *stress*, a revitalização de determinados órgãos do corpo, o combate a congestões e dores de cabeça e muitas outras coisas. Existem inúmeras práticas tradicionais que podem ser usadas para atingir tais objetivos. Neste Apêndice, apresento várias das minhas preferidas. Como esse tipo de prática depende da capacidade de sentir-se a si mesmo e conhecer as energias interiores, é preciso geralmente uma longa experiência de respiração natural antes que a pessoa possa beneficiar-se de fato. Uma exceção seria o exercício das "seis expirações da cura", o qual, apesar de simples, é uma prática de cura muito eficaz, que pode ser realizado por qualquer pessoa que desejar.

As "seis expirações de cura"

As "seis expirações de cura" são uma antiga prática respiratória taoísta que emprega o poder do som para curar os órgãos do corpo e transformar as emoções negativas a eles associadas. Aprendi a praticar este exercício com o mestre Mantak Chia, que se refere a ele como os "seis sons de cura". Desde então, encontrei várias referências a essa prática na literatura especializada. O mestre Chia ensina os seis sons de cura em conjunto com posturas e movimentos especiais, criados para possibilitar que eles atinjam os órgãos adequados. Ele afirma que as "freqüências" desses sons podem refrescar e desintoxicar os órgãos, acelerando o processo de cura, e acrescenta que quem os praticar diariamente provavelmente passará muito tempo sem cair doente[59].

Descrição dos sons

Os seis sons estão relacionados aos principais sistemas orgânicos do corpo e seus canais de energia correspondentes. O primeiro deles — "ssssss", o som sibilante — atua sobre os pulmões e o cólon e está relacionado ao nariz. Acredita-se que ele seja útil em caso de problemas como resfriados, tosses e congestão, além de pesar e tristeza. O segundo — "fuuu", o som que se faz ao apagar uma vela — atua sobre os rins e a bexiga e está associado aos ouvidos. Acredita-se que ele promova um aumento da energia vital em geral, agindo contra frieza nos pés, tonturas e falta de energia sexual, além de problemas emocionais como o medo. O terceiro — "shhhh", o som que se usa para fazer alguém calar-se — atua sobre o fígado e a vesícula biliar e está associado aos olhos. Acredita-se que ele seja útil no combate a problemas nos olhos, anorexia e vertigem e na transformação de emoções como a raiva e o ciúme. O quarto — "haaa" atua sobre o coração e o intestino delgado e está associado à língua. Acredita-se que ele seja útil no combate a doenças cardíacas, insônia, ulcerações linguais e suores noturnos e na transformação de emoções como o ódio, a arrogância e a impaciência. O quinto som — "whuu" (gutural, emitido no fundo da garganta) — atua sobre o baço e o estômago e está associado à boca. Acredita-se que ele seja útil no combate a problemas digestivos, ulcerações bucais, atrofia muscular e distúrbios menstruais e na transformação de preocupações e ansiedades. O último som — "hiii" (aspirado no céu da boca e emitido através dos dentes) — atua sobre o triplo aquecedor (os três espaços de respiração). Ele é utilizado para harmonizar o fluxo de energia do corpo de modo geral e para combater problemas de garganta, distensão abdominal e insônia.

EXERCÍCIO

A fim de garantir a saúde geral de todos os órgãos e o movimento harmônico de energia através do corpo, os seis sons ou expirações de cura devem ser praticados diariamente na seqüência indicada acima. Cada som deve ser repetido pelo menos três vezes. Caso você tenha algum problema específico em relação a um determinado órgão ou emoção, demore-se mais no som recomendado, repetindo-o quantas vezes quiser. A prática em si é extremamente simples. Você pode realizá-la na postura que quiser. Procure inspirar a energia diretamente para o órgão em que estiver trabalhando. Quando expirar emitindo o som correspondente, sinta a expiração levar embora as toxinas ou o calor excessivo presentes no órgão trabalhado. Além de expirar pronunciando os sons em voz alta, você poderá experimentar fazê-lo em silêncio, concentrando-se na vibração do som dentro do órgão. Este exercício pode ser praticado, sem nenhum risco, a qualquer momento.

A respiração da cabeça

A pouco conhecida técnica de respiração da cabeça pode ser utilizada para combater dores de cabeça ou limpar a mente de energias nocivas. Essa prática depende da capacidade de perceber os centros superiores de energia da órbita microcósmica, principalmente o ponto entre as sobrancelhas, o do alto da cabeça e o da almofada de jade, na base do crânio, e de sentir o movimento da energia através da via que liga esses centros.

EXERCÍCIO

Sentado ou de pé, procure uma postura confortável e concentre a atenção no ponto entre as sobrancelhas. Ao inspirar pelas narinas, sinta a respiração conduzir o chi desse ponto para a testa e para a base do crânio (almofada de jade), passando pelo alto da cabeça. Ao expirar, também pelo nariz, sinta a respiração conduzir o chi na direção oposta — da base do crânio para o alto da cabeça e, finalmente, para o ponto entre as sobrancelhas (Figura 36). Respire dessa forma de três a seis vezes, sentindo cada inspiração e expiração ajudar o chi a limpar essa via das energias estagnadas ou nocivas. Se não conseguir sentir a energia percorrer

Figura 36

A respiração da cabeça

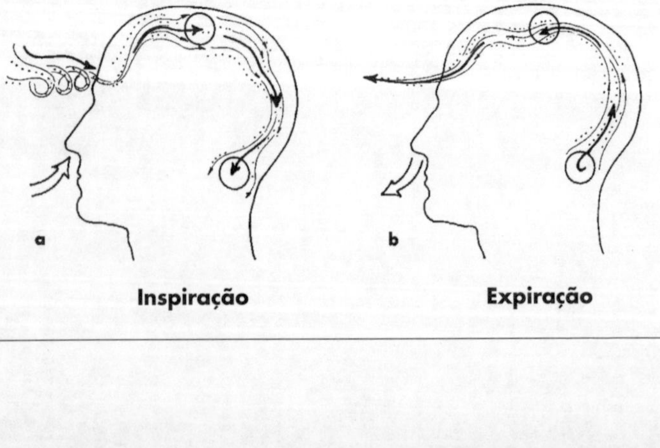

essa via, use os dedos para apalpá-la e massagear os pontos em questão e, depois, repita o exercício. Se conseguir trabalhar assim sem tensionar os músculos do rosto e da cabeça, em breve você sentirá os efeitos.

A RESPIRAÇÃO DIGESTIVA

A respiração digestiva é uma prática simples, porém eficaz, que pode ser usada para promover a digestão. Ela se baseia no uso da mão para estimular pontos de energia relacionados aos meridianos do baço e do estômago enquanto se respira profundamente para o abdômen.

EXERCÍCIO

Sente-se numa cadeira firme, com as costas eretas, porém relaxadas, e os pés pousados no chão, em frente a você. Ponha as mãos sobre os joelhos com os dedos voltados para baixo (Figura 37). Use os dedos, principalmente o indicador, o médio e o anular, para buscar nos joelhos três reentrâncias onde eles possam encaixar-se confortavelmente. O dedo médio deve ficar no centro da rótula. Simplesmente deixe as mãos aí e faça uma leve pressão para estimular os meridianos que passam

Figura 37

A respiração digestiva

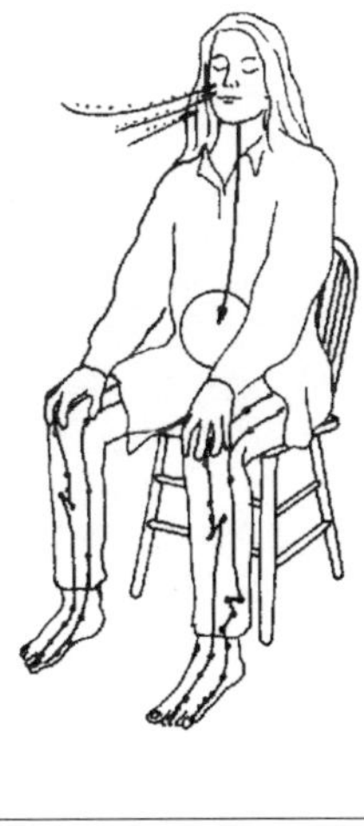

pela área dos joelhos. Sinta o calor que emana das mãos para os joelhos. Ao inspirar, sinta-se respirar energia para o abdômen que se expande. Ao expirar, sinta-o naturalmente contrair-se. Não use força. Trabalhe desse modo por, pelo menos, cinco minutos após cada refeição ou sempre que tiver problemas digestivos.

A respiração de purificação do tan tien

Esse tipo de respiração representa uma técnica muito eficaz tanto para recuperar e manter a saúde quanto para aumentar a energia vital, interior. Ela se baseia na respiração abdominal natural e requer o direcionamento da respiração através do nariz e da traquéia para o tan tien inferior, a área logo abaixo do umbigo. Durante a expiração, são expelidos resíduos através do nariz ou da boca enquanto a energia da respiração se condensa nas células do baixo-ventre. A respiração depuradora do tan tien exige uma expiração longa e lenta. Prolongando intencionalmente a expiração, promove-se não só a remoção de toxinas do corpo, mas também a ativação do sistema nervoso parassimpático, aprofundando assim a cura e o relaxamento interiores.

EXERCÍCIO

Já aprendemos tanto a teoria quanto a prática da respiração abdominal. O importante nesta respiração purificadora é inspirar levando o ar lentamente até a área do tan tien, que fica entre 2,5 e 5cm abaixo do umbigo. Ao inspirar, concentre a atenção no tan tien inferior e sinta a energia da respiração encher-lhe o ventre. Sinta como ele naturalmente se expande. Ao expirar, sinta as eventuais tensões e toxinas saírem junto com o ar que você põe para fora, à medida que o abdômen naturalmente se contrai. Entretanto, como diz Mantak Chia, "não jogue fora os dedos junto com os anéis". Aprenda a estar atento à vibração ou calor vital da energia da respiração que permanece no abdômen enquanto você expira. Guarde-a na consciência. Sinta-a ser profundamente absorvida pelas células enquanto você expira os resíduos pelo nariz ou pela boca.

A respiração do tan tien é a essência da respiração natural, portanto seja paciente e gentil ao realizar esse exercício. O importante é trabalhar com toda a atenção, sem nenhuma sensação de voluntariedade, e sentir a energia no abdômen. Se você conseguir trabalhar dessa maneira, a respiração purificadora do tan tien logo se tornará uma parte natural de sua vida.

A RESPIRAÇÃO PULMONAR

Esse tipo de respiração implica a contração e o relaxamento rápidos da parede abdominal para simular a expiração e a inspiração, sendo uma prática fundamental não apenas no taoísmo, mas também no hinduísmo, no budismo e em várias outras tradições. A prática destina-se basicamente a remover toxinas e resíduos dos pulmões e da corrente sangüínea. Mas ela traz muitos outros benefícios: ajuda a abrir e a limpar as várias vias respiratórias da cabeça e da garganta, a bombear a linfa através do sistema linfático, mantendo assim a capacidade do organismo de combater as doenças, a massagear internamente a área abdominal, estimulando o sistema digestivo e oxigenando e energizando todos os tecidos e órgãos internos, a fortalecer o diafragma e os músculos abdominais, promovendo seu funcionamento eficaz, e até a massagear o cérebro, através das ondas respiratórias transmitidas pelo sistema circulatório, especificamente das artérias carótidas. A respiração dos pulmões promove tudo isso sem provocar hiperventilação[60].

EXERCÍCIO

De pé ou sentado (postura básica), ponha as mãos no abdômen e sinta seu peso afundar no chão. Respire naturalmente para dentro do abdômen, deixando-o expandir-se quando você inspira e contrair-se quando você expira. Continue fazendo isso até poder realmente sentir seu abdômen por dentro. Agora deixe o peito, principalmente o esterno, afundar, caindo para baixo. Sinta como ele se relaxa quando esse movimento de afundamento ocorre. Repita o processo da respiração abdominal mais algumas vezes, deixando o peito imóvel.

1 **Ponha o ar para fora expirando com força**

Quando sentir-se pronto, ponha o ar dos pulmões para fora pelo nariz com uma forte contração da parede abdominal. Em outras palavras, expire colando o abdômen nas costas com um movimento rápido. O efeito disso é empurrar o diafragma para cima, forçando assim o ar a sair dos pulmões. Depois da expiração, deixe os pulmões automaticamente se encherem de ar sem que haja esforço de sua parte e sem pausas intencionais. Deixe o vácuo criado no seu peito fazer o trabalho. *Os pulmões provavelmente se encherão até cerca de metade de sua capacidade; de qualquer forma, não os deixe encher-se completamente antes de provocar a próxima expiração.* Mais uma vez, contraia a parede abdominal, forçando os pulmões a expelir o ar. Concentre sua atenção na expiração e deixe que a inspiração ocorra espontaneamente. Continue respirando assim, começando com uma freqüência de um ciclo de respiração completo a cada três ou quatro segundos e gradualmente passando a uma freqüência de um ciclo a cada segundo (ao longo de várias semanas e meses).

2 Verifique se há tensões desnecessárias

O importante aqui é ter a certeza de que a respiração está sendo regulada pelos movimentos de contração e relaxamento do abdômen. Verifique se seu peito, pescoço, ombros e rosto permanecem relaxados. As pessoas muitas vezes fazem caretas ao fazer este exercício, e a tensão desnecessária fecha as vias nasais e constringe o fluxo da respiração e da energia. Isso pode provocar dores de cabeça e outros problemas. Quando descobrir tensões desnecessárias em alguma parte do corpo, sorria para ela e recomece a prática. Não continue com a respiração pulmonar se você sentir dor ou desconforto, principalmente na cabeça, no peito ou no abdômen. Faça uma pausa e então recomece do início, respirando naturalmente pelo abdômen com atenção e consciência totais.

Como a respiração pulmonar exige que se respire muito mais rápido que o normal, muitas pessoas a associam à hiperventilação. Porém, quando ela é corretamente realizada (isto é, quando se usam os músculos abdominais, e não os peitorais), não ocorrem os sintomas radicais que muitas vezes acompanham a hiperventilação, como fortes tonturas, zumbidos nos ouvidos e até desmaios. É possível que as pessoas sintam um pouco de tontura, principalmente ao praticar a respiração pulmonar pela primeira vez. Isso pode ocorrer temporariamente devido não só à alteração do equilíbrio entre oxigênio e dióxido de carbono no sangue, mas também à abertura dos canais de energia. Se ficar tonto ou sentir que lhe falta oxigênio, interrompa a respiração pulmonar, inspire longamente, prenda a respiração por vários segundos e depois expire. Faça isso quantas vezes forem necessárias e, depois, recomece a prática. Primeiro, pratique o exercício nove vezes. Depois, passe gradualmente para 18, 36 e assim por diante, durante algumas semanas ou meses, até conseguir respirar dessa forma por, pelo menos, dois minutos.

A respiração pulmonar é particularmente eficaz se praticada de manhã cedo, num ambiente de ar puro, para que você comece o dia cheio de energia. Mas ela também fará maravilhas quando você estiver física, emocional ou mentalmente cansado, perturbado ou desanimado. Sempre que praticar este exercício, deixe o abdômen fazer o trabalho. Procure absorver impressões sensoriais de si mesmo antes, durante e depois da prática. Elas lhe permitirão aprimorá-la e compreender por experiência própria os reais benefícios da respiração pulmonar.

A respiração abdominal inversa

Essa prática, tradicionalmente chamada de respiração taoísta, inverte os movimentos de contração e relaxamento do abdômen que ocorrem na respiração natural. Na respiração inversa, o abdômen se contrai durante a inspiração e relaxa durante a expiração. Embora a respiração inversa proporcione vários dos benefícios promovidos pela respiração natural por causa da ênfase que ambas colocam nos movimentos abdominais, ela é tradicionalmente utilizada por mestres de chi kung, profissionais da cura e praticantes de artes marciais para promover a absorção de energia nos tecidos e ossos e para dirigir a energia a qualquer parte do organismo, seja para seu armazenamento, para a ação ou para a cura. Ela é usada também para promover o acúmulo daquilo que se conhece por "chi guardião", um escudo protetor de energia em torno do corpo que combate influências negativas, inclusive bactérias e vírus perigosos à saúde. Esse tipo de respiração é, assim, particularmente útil ao funcionamento do sistema imunológico.

Parte da razão do grande poder dessa prática é a mudança no diferencial de pressão entre o peito e o abdômen. Quando o diafragma desce e o abdômen se contrai para dentro durante a inspiração, a pressão resultante no abdômen contribui para "concentrar" a energia da respiração nos tecidos e órgãos abdominais e na coluna. Quando o diafragma relaxa e o abdômen se expande na expiração, a liberação súbita de pressão conduz a energia em direção a qualquer que seja o objeto da atenção do indivíduo. Portanto, é de suma importância estar bem consciente do ponto onde se concentra a atenção quando se pratica a respiração inversa — do contrário, a energia pode perder-se rapidamente.

A despeito de seus inúmeros benefícios, a respiração inversa só deve ser praticada quando já se está à vontade com a respiração abdominal natural. Sem isso, a maioria das pessoas que tenta praticar a respiração inversa tensiona o rosto, o pescoço e o peito, além de "puxar" o diafragma para cima ao inspirar. Isso não apenas anula os benefícios proporcionados pela prática, como também pode trazer uma série de problemas, entre os quais: dores no peito, diarréia, aumento da freqüência cardíaca ou da pressão sangüínea e estagnação da energia. Além disso, ela pode levar à confusão mental e emocional e à dispersão da energia da percepção.

EXERCÍCIO

Embora se possa praticar a respiração inversa sentado, é melhor, especialmente no início, praticá-la de pé. Isso facilita a sensação do peso corporal afundando no chão e, por isso, contrabalança a tendência de "puxar" o diafragma para cima ao inspirar. Para preparar-se, pratique a respiração do tan tien por vários minutos, lembrando-se de manter os ombros e o peito relaxados. Além disso, certifique-se de que seu diafragma desce quando você inspira e sobe quando expira. Respire desse modo até começar a sentir claramente calor ou vibração no abdômen.

1 Inverta o processo de respiração

Quando sentir esse calor, contraia lentamente o abdômen em direção às costas ao inspirar e deixe-o relaxar ao expirar. Enquanto inspira, mantenha o peito relaxado e sinta o diafragma descer. Quando isso ocorrer, você sentirá um aumento da pressão no baixo-ventre, o qual poderá estender-se inclusive até o períneo. Se você sentir alguma pressão na área do plexo solar, é sinal de que precisa relaxar mais o peito e certificar-se de que o diafragma está descendo quando você inspira. Uma forma de manter esse relaxamento é deixar os ombros ligeiramente caídos para a frente e sentir o esterno baixar ligeiramente.

2 **Guie a energia para áreas específicas**

Quando a respiração inversa começar a tornar-se mais natural para você, comece a prestar mais atenção à qualidade da energia que se carrega no abdômen quando você inspira. Ao expirar, deixe essa energia expandir-se para alimentar todo o seu corpo. Você poderá também empregar a atenção para levar essa energia a qualquer área do corpo que desejar curar. Se tiver problemas numa determinada área, continue a inspirar para o abdômen, mas visualize e sinta a energia da respiração ir para a área problemática quando expirar.

Apêndice 2

As dimensões psicológicas da órbita microcósmica

Segundo o mestre taoísta Mantak Chia, cada um dos centros de energia da órbita microcósmica influencia as emoções de uma determinada forma, a depender do grau de abertura do centro. Minha experiência de trabalho com a órbita microcósmica, deixou claro para mim que o fato de aprender como sentir esses centros, ou pontos, contribui para abri-los, de forma que a energia possa fluir mais livremente através do organismo. Esse trabalho com a sensação é também uma via de acesso direto ao autoconhecimento.

O esboço dos centros de energia e suas influências emocionais (derivado principalmente dos livros e ensinamentos de Mantak Chia) a seguir apresentado não pretende ser exaustivo nem definitivo. Ao aprender a usar a respiração para sentir seu corpo e suas emoções em meio às atividades do dia-a-dia, você talvez encontre traços psicológicos diferentes dos que aqui são associados a esses centros. O certo é que esse trabalho o levará a uma nova compreensão de si mesmo, especialmente da relação entre a vida física e a vida psicológica.

O centro do umbigo

Os sábios taoístas e os praticantes da medicina chinesa consideram o centro do umbigo, que inclui o tan tien inferior, não só o centro físico, mas também a principal "bateria" de chi do corpo humano. Como diz Mantak Chia: "O centro do umbigo foi nossa primeira ligação com o mundo exterior. Todo o oxigênio, sangue e os nutrientes fluíam até nós, na idade fetal, através dessa via abdominal. Por isso, o centro do umbigo tem uma sensibilidade especial, que continua por muito tempo depois do corte do cordão umbilical no nascimento: ela permanece conosco por toda a vida".[61]

Fechado: verifica-se uma falta de equilíbrio psicológico — uma sensação de confusão ou de crítica. O indivíduo não se abre para receber novas impressões.
Aberto: sensação de abertura diante do mundo, sensação de centramento.

Centro sexual

Este centro — localizado, nas mulheres, ligeiramente acima do osso púbico, entre os ovários, e nos homens, na base do pênis, cerca de 2,5 a 4cm abaixo da superfície da pele — é o principal "gerador" de energia do corpo humano.

Fechado: falta generalizada de energia e pouco prazer na vida. O indivíduo se torna autodestrutivo, negativo e inquieto.
Aberto: sensação de poder criativo, pessoal, e capacidade de realização.

Períneo

O períneo situa-se entre os órgãos sexuais e o ânus. Devido a sua posição, ele liga os dois canais da órbita microcósmica e serve de base para os órgãos abdominais.

Fechado: sensação de insegurança e solidão. Medo de mudanças.
Aberto: sensação de ligação com a terra e suas energias de cura, sensação de paz.

Sacro e cóccix

Embora estejam situados em dois locais distintos, trataremos o sacro e o cóccix como um só ponto para efeito da órbita microcósmica. É neles que vários dos principais nervos dos órgãos e glândulas se reúnem, levando energia à coluna. É nessa área que os taoístas acreditam que a energia da terra e a energia sexual sejam depuradas e transformadas antes de prosseguir em direção aos centros mais elevados.

Fechado: sensação de desequilíbrio, peso, desesperança. O indivíduo vê seu passado como uma prisão e vive sob a influência de muitos temores inconscientes.
Aberto: sensação de leveza e equilíbrio. O indivíduo sente que seu passado é um recurso do qual pode lançar mão para compreender melhor a vida e envolver-se com ela.

Centro renal

Este centro situa-se entre a segunda e a terceira vértebras lombares. Pode-se encontrá-lo colocando o dedo sobre a coluna (na altura correspondente ao umbigo) e, em seguida, flexionando o tronco para a frente. A vértebra mais saliente indica a área do centro renal. Chamado de "porta da vida", ou mingmen, este centro é o local onde se armazena a vitalidade pré-natal, a essência sexual.

Fechado: sensação de medo e falta de equilíbrio, além de falta de energia vital.
Aberto: sensação de abertura, abundância e generosidade.

Centro supra-renal

Este centro (T11), situado entre a décima primeira e a décima segunda vértebras torácicas (na altura correspondente ao plexo solar), fica entre as duas glândulas supra-renais. Como diz seu nome, essas glândulas são situadas sobre os rins e produzem adrenalina e noradrenalina, além de uma série de outros hormônios. São elas a principal fonte de energia do sistema nervoso simpático, sendo ativadas sempre que há *stress* e reações instintivas de "lutar ou fugir".

Fechado: inquietação ou hiperatividade. Antigos medos ressurgem e passam a moldar o comportamento e a vida da pessoa.
Aberto: sensação de vitalidade e segurança.

Centro oposto ao coração

Este centro, situado entre a quinta e a sexta vértebras torácicas, entre as escápulas, está estreitamente relacionado ao funcionamento do coração e do timo.

Fechado: sensação de opressão e desesperança, além de confusão.
Aberto: sensação de liberdade e prazer de viver.

Centro oposto à garganta

Este centro, situado logo abaixo da sétima vértebra cervical (C7), é o ponto de ligação em que as energias, nervos e tendões das partes superior e inferior do corpo se encontram. Qualquer bloqueio desse centro restringe o fluxo de energia através da coluna para os centros superiores na cabeça. É fácil achar este ponto: basta dobrar o pescoço para a frente — a vértebra que ficar mais saliente é a C7.

Fechado: sensação de isolamento em relação aos outros e a si mesmo, teimosia e inadequação.
Aberto: o indivíduo se sente capaz de abraçar-se a si e aos demais com espírito humanitário.

Centro do diencéfalo

Às vezes chamado de "almofada de jade", este centro fica acima da primeira vértebra cervical, na cavidade da base do crânio. Ele inclui o cerebelo e a medula alongada, que participam do controle da coordenação muscular, da respiração e da freqüência cardíaca. Para os taoístas, este centro é local de armazenagem da força da terra e da energia sexual depurada.

Fechado: sensação de embotamento, opressão e sufocação, além de dor no pescoço.
Aberto: o indivíduo sente-se inspirado.

Centro do alto da cabeça

Este centro fica no cocuruto, onde uma linha imaginária partindo de uma orelha em direção à outra cruza com a linha que divide a cabeça ao meio. Ele tem uma relação especial com a glândula pineal, bem como com o tálamo e o hipotálamo. O centro do alto da cabeça está ligado ao sistema nervoso central e ao sistema sensório-motor.

Fechado: o indivíduo pode tornar-se presa de ilusões e enganos, perdendo-se ou num falso orgulho ou na sensação de ser uma vítima. Há possibilidade de mudanças bruscas de humor e dores de cabeça.
Aberto: uma profunda alegria é irradiada e surge a sensação de se estar sendo guiado por forças mais elevadas.

Centro da pituitária

Este centro, às vezes chamado de terceiro olho, situa-se entre as sobrancelhas, a cerca de 7,5cm da superfície da pele, dentro do crânio. Ele produz hormônios que regulam uma série de funções corporais. Os taoístas acreditam que este centro seja a casa do espírito.

Fechado: falta de objetivos e hesitação. A mente divaga, incapaz de tomar decisões.
Aberto: senso de finalidade, conhecimento direto e intuição.

Centro da garganta

Este centro, que abrange as glândulas tireóide e paratireóide, situa-se no espaço em forma de V na base da garganta e logo acima do esterno. Suas funções incluem a fala, o sonho, a produção de hormônios do crescimento e o governo do metabolismo.

Fechado: sensação de sufocamento e falta de disposição ou capacidade de comunicar-se ou mudar.
Aberto: capacidade de comunicar-se com clareza e até com eloqüência. Sonhos mais lúcidos.

Centro do coração

Do ponto de vista energético, o centro do coração fica, nos homens, entre os mamilos e, nas mulheres, cerca de 2,5cm acima da base do esterno. A abertura para este centro é muito pequena, tornando-o muito vulnerável a bloqueios ou congestionamentos. Ele governa não só o coração, mas também o timo, parte importante do sistema imunológico.

Fechado: surgimento de uma ou várias emoções negativas, entre as quais a arrogância, a autopiedade, a impaciência e o ódio.

Aberto: presença de sentimentos como a alegria, o amor, a paciência, a honestidade e o respeito por si e pelos outros.

Centro do plexo solar

Este centro situa-se a três quartos da distância (de baixo para cima) entre o umbigo e a base do esterno. Ele se relaciona a vários órgãos, inclusive o estômago, o baço, o pâncreas e o fígado. Nele, crêem os taoístas, a energia sexual (ching) e a energia vital (chi) são transformadas em energia espiritual (shen). Segundo Mantak Chia, embora se deva abrir este centro, "se ele for excessivamente aberto, pode-se ficar demasiado sensível aos pensamentos, sentimentos e opiniões dos outros, a ponto de ser impossível não absorver energias mentais e emocionais quando na presença de outras pessoas"[62].

Fechado: sensação de pânico e ansiedade. Excesso de cautela.
Aberto: sensação de liberdade interior e capacidade de correr riscos por si e pelos outros.

Notas

1 P. D. Oupensky. *In Search of the Miraculous.* Nova York: Harcourt, Brace & World, 1949. p. 387.

2 Karlfried, Durckheim. *Hara: The Vital Center of Man.* Londres: George Allen & Unwin, 1970. pp. 154-55. [*Hara. o Centro Vital do Homem*, publicado pela Editora Pensamento, São Paulo, 1991.]

3 Evidentemente, a hiperventilação pode ser um instrumento poderoso de autotransformação. Nas páginas 170-84 do livro *The Adventure of Self Discovery*, de Stanislov Grof (Nova York: State University of New York, 1988), o autor, famoso psiquiatra e fundador da "terapia holotrópica", afirma que a hiperventilação ajuda a relaxar as defesas psicológicas e gerar "profunda liberação emocional e relaxamento físico". Grof acredita que isso ocorre não apenas devido ao tradicional mecanismo psiquiátrico da catarse, mas também porque a hiperventilação traz à tona "profundas tensões" sob a forma de "prolongados espasmos e contrações (...) que consomem imensas quantidades de energia acumulada". Segundo a teoria de Grof, é a queima final dessa energia que promove a transformação psicofísica. Trata-se de um trabalho intensamente emocional, e a pessoa que a ele se submete pode precisar de muita atenção terapêutica individual. Ainda segundo Grof, já que a hiperventilação inicialmente amplifica e torna manifestas as várias tensões psicofísicas do organismo, é essencial continuar com essa forma de respiração até que ocorram a resolução e a liberação. Por fascinante e importante que seja o trabalho de Grof, meu objetivo neste livro é mostrar que é possível redescobrir a respiração natural, autêntica, dentro das condições normais da vida cotidiana e sem a necessidade de auxílio psiquiátrico. Portanto, não me deterei mais nas técnicas terapêuticas da hiperventilação.

4 Ver, por exemplo, *The Jade Emperor's Mind Seal Classic: A Taoist Guide to Health, Longevity and Immortality*, trad. Stuart Alve Olson, St. Paul: Dragon Door Publications, 1992. pp 69-71.

5 Lao Tzu. *The Complete Works of Lao Tzu.* trad. Ni, Hua-Ching, Santa Monica, Calif.: Seven Star Communications, 1989. p. 14.

6 O ritmo "ultradiano", há muito observado pela ciência médica, está relacionado ao funcionamento dos hemisférios do cérebro e pode ter papel importante na cura. Quando a narina esquerda está mais aberta, o hemisfério direito em geral predomina, e vice-versa. Pode-se abrir deliberadamente uma narina que esteja mais congestionada e assim ativar um determinado hemisfério. Para isso, basta deitar-se de lado, deixando a narina congestionada para cima, e continuar a respirar pelo nariz. Esta prática pode trazer alívio para dores de cabeça ou desânimo se realizada ininterruptamente durante 15 ou 20 minutos.

7 Swami, Rama, Rudolph Ballentine e Alan Hymes. *Science of Breath: A Practical Guide.* Honesdale, Pa.: Himalayan Institute, 1979, p. 41.

8 É interessante observar que certas doenças, como o diabetes, podem aumentar o nível de acidez do sangue sem aumentar o de dióxido de carbono. Já que o centro respiratório não tem condições de distinguir a causa desse aumento de acidez, ele automaticamente aumenta a freqüência respiratória.

9 Mesmo as pessoas que sofrem de problemas pulmonares graves podem apresentar melhoras rápidas com o trabalho de respiração. Em experiências realizadas num sanatório para tuberculosos em Xangai, 27 pessoas com enfisema pulmonar conseguiram aumentar a média de expansão do movimento do diafragma de 2,8cm no início para 4,9cm depois de um ano de treinamento — um aumento de mais de 57%. Os resultados são apresentados em *300 Questions on Qigong Exercises.* Guangzhou: Guandong Science and Technology Press, 1994. p. 257.

10 Mantak Chia. Documento particular.

11 V., por exemplo, Charles Brooks. *Sensory Awareness: The Rediscovery of Experiencing.* Nova York: Viking Press, 1974.

12 Ilse Middendorf, *The Perceptible Breath: A Breathing Science.* Paderborn, Alemanha: Junfermann-Verlag, 1990.

13 Rollo May. *Love and Will.* Nova York: Dell Publishing Company, 1974. p. 237.

14 V., por exemplo, Royce Flippin, "Slow Down, You Breathe Too Fast". In: *American Health: Fitness of Body and Mind.* Vol. 11, nº5, junho/1992.

15 Para maiores detalhes acerca dos neuropeptídios, ver Candace Pert, "The Chemical Communicators". In: Bill Moyers. *Healing and the Mind.* Nova York: Doubleday, 1993. pp. 177-94.

16 Ver, por exemplo, Lawrence Steinmann. "Autoimmune Disease". In: *Scientific American.* Setembro/1993 (número especial sobre "Vida, morte e o sistema imunológico").

17 Ernest Lawrence Rossi. *The Psychobiology of Mind-Body Healing.* Nova York: Norton, 1988. pp. 173-74.

18 Outra boa maneira de ativar o sistema nervoso parassimpático é através de práticas especiais de movimento e consciência, como o tai chi e o chi kung. Entre muitos outros benefícios, essas práticas podem contribuir para liberar tensões desnecessárias nas costas, principalmente na coluna, onde estão os principais neurônios do sistema nervoso central. Pelo que pude observar, as pessoas que costumam sofrer de dores freqüentes na coluna lombar apresentam dificuldades não só para relaxar, mas também para admitir que precisam relaxar. Quando corretamente praticados, tanto o tai chi quanto o chi kung aumentam o relaxamento, não só por tornar a coluna mais flexível como também por promover uma respiração mais profunda.

19 Para maior informação sobre a questão da raiva, ver David Sobel e Robert Ornstein, "Defusing Anger and Hostility". In: *Mental Medicine Update: The Mind/Body Newsletter.* Vol. 4, nº 3, 1995.

20 Moshe. Feldenkrais, *The Potent Self: A Guide to Spontaneity.* São Francisco: Harper & Row, 1985. p. 95.

21 Peter Nathan. *The Nervous System.* Oxford: Oxford University Press, 1982. p. 48.

22 Ver James Wyckoff, *Wilhelm Reich: Life Force Explorer.* Greenwich: Fawcett Publications, 1973.

23 Ver o livro de Moyers, *Healing and the Mind*, principalmente a entrevista com David Eisenberg sobre a questão da energia chi (p. 255).

24 Andre van Lysebeth. *Pranayama: The Yoga of Breathing.* Londres: Unwin Paperbacks, 1983. p. 28.

25 Robert Ornstein e David Sobel. *The Healing Brain: Breakthrough Discoveries About How the Brain Keeps Us Healthy.* Nova York: Simon and Schuster, 1987. p. 207.

26 Para mais informação acerca de íons, ver Fred Soyka e Alan Edmonds. *The Ion Effect: How Air Electricity Rules Your Life and Health.* Nova York: Bantam Books, 1977.

27 Ver *The Primordial Breath*, Vol. 2 trad. Jane Huang. Torrance: Calif.: Original Books, 1990, p. 13, para uma descrição bastante clara dessa prática deveras esotérica. Aqui não entraremos em detalhes a respeito, pois trata-se de uma prática extremamente avançada e da qual tenho pouca experiência. Entretanto, discutirei em capítulos posteriores uma prática semelhante, a mim apresentada por Mantak Chia, que consiste em respirar "para dentro" e engolir a saliva.

28 Mantak Chia e Maneewan Chia. *Awaken Healing Light of the Tao.* Huntington: N.Y. Healing Tao Books, 1993. p. 41.

29 *Awaken Healing Light.* pp. 41 e ss.

30 *Awaken Healing Light.* pp. 185-86.

31 Lao Tzu. *Tao Te Ching.* trad. Victor H. Mair, Nova York: Bantam Books, 1990. p. 69. [*Tao Te King*, publicado pela Editora Pensamento, São Paulo, 1987.]

32 A respiração inversa taoísta muitas vezes ocorre espontaneamente com as pessoas que fazem muito esforço físico, principalmente em esportes, artes marciais, etc., já que ela pode ajudar a gerar força exterior através dos membros. Respirar intencionalmente dessa forma, porém, é bastante difícil, podendo causar muita tensão e exercer efeitos nocivos sobre o organismo quando a prática é feita antes da hora certa. Antes de tentar praticá-la, é melhor trabalhar pelo menos alguns meses com a respiração abdominal.

33 Tzu Kuo Shih. *Qi Gong Therapy: The Chinese Art of Healing with Energy*. Barrytown: Station Hill Press, 1994. p. 35.

34 Robert B. Livingston. *Gentle Bridges: Conversations with the Dalai Lama on the Sciences of the Mind.* (orgs.: Jeremy W. Hayward e Francisco J. Varela). Boston: Shambhala, 1992, p.174.

35 Ver as pp. 47-54 de *Qi Gong Therapy* para uma discussão mais ampla dos efeitos fisiológicos dos exercícios respiratórios.

36 Chuang Tzu, *Basic Writings*, trad. Burton Watson. Nova York: Columbia University Press, 1964, p. 74.

37 Alexander Lowen, *The Spirituality of the Body: Bioenergetics for Grace and Harmony.* Nova York: Macmillan, 1990, pp. 378.

38 *Pranayama*, pp. 31-2.

39 *The Complete Works of Lao Tzu*, p. 12.

40 *Basic Writings*, p. 138.

41 Tarthang Tulku. *Time, Space and Knowledge: A New Vision of Reality.* Emeryville, Calif.: Dharma Publishing, 1977, p. 5.

42 *The Perceptible Breath*, p. 32.

43 Do artigo de Magda Proskauer, "The Therapeutic Value of Certain Breathing Techniques". In: *Rediscovery of the Body: A Psychosomatic View of Life and Death.* Org. Charles Garfield. Nova York: A Laurel Original, 1977, pp. 59-60.

44 As pesquisas biomédicas mais recentes, como as que constam de *Healing and the Mind*, de Bill Moyers, evidenciam que os pensamentos e sentimentos podem ter efeitos positivos ou negativos sobre todo o corpo, e inclusive sobre o sistema imunológico. É claro que o taoísmo e outras tradições antigas já conheciam há milhares de anos a influência dos pensamentos e sentimentos sobre a saúde.

45 Norman Cousins. *Anatomy of an Illness.* Nova York: Bantam Books, 1979.

46 Mantak Chia, *Taoist Ways to Transform Stress into Vitality.* Huntington: Healing Tao Books, 1985. p. 33.

47 William James. *Psychology.* Greenwich, Conn.: Fawcett Publications, 1963, p. 335.

48 Moshe Feldenkrais. *The Elusive Obvious.* Cupertino,Calif.: Meta Publications, 1981. p. 61.

49 Paul Ekman, e Richard J. Davidson, "Voluntary Smiling Changes Regional Brain Activity". In *Psychological Science: A Journal of the American Psychological Society*. Vol. 4, nº 5, setembro/1993. p. 345.

50 Conversa ao telefone com Candace Pert, 9 de maio de 1995 (ver também a nota 15).

51 *Taoist Ways to Transform Stress*, p. 33.

52 Para uma descrição atualizada e detalhada das descobertas científicas e dos preceitos taoístas com relação à saliva, ver: *The Healing Tao Journal*, Healing Tao Books, P.O.Box 1194, Huntington, NY 11743, inverno/1993.

53 *In Search of the Miraculous*, p. 181.

54 *The Healing Brain*, p. 202.

55 Extraído de um artigo intitulado "The Body's Guards", in *Living Right* (inverno/1995), p. 23.

56 O mestre Mantak Chia descreve detalhadamente a órbita microcósmica em seu livro *Awaken Healing Light*, de 1993, apresentando aos leitores diversas técnicas de abertura dos canais regente e funcional.

57 *Awaken Healing Light*, p. 170.

58 *Awaken Healing Light*, p. 496.

59 Ver *Taoist Ways to Transform Stress*, de Mantak Chia, para conhecer integralmente a prática dos seis sons que curam, inclusive as posturas e os movimentos físicos.

60 Minha primeira experiência de respiração pulmonar teve um caráter altamente didático, pois eu ainda não havia entendido como respirar naturalmente. Ela ocorreu durante um retiro espiritual. No primeiro dia, todos os participantes, inclusive os iniciantes, foram convidados a praticar exercícios avançados de respiração. É verdade que se disse a todos que esses exercícios não deveriam ser praticados partindo do ego ou da vontade, mas de um espírito de relaxamento e exploração. Mas ter instruções para fazer algo não é o mesmo que saber fazê-lo. Quando nos pediram que praticássemos a respiração do fole (chamada *bastrika* nas várias tradições indianas), por exemplo, o resultado foi quase cômico para várias pessoas, inclusive para mim: movimentos frenéticos, espasmódicos, por todo o corpo, que pareciam mais voluntariosos que hábeis. Mesmo entre os alunos mais antigos, vários tiveram dificuldade em praticar o exercício de forma harmoniosa. Olhei em volta e vi rostos, pescoços, ombros, tórax e braços tensos e contraídos — manifestações psicofísicas do "impulso de ascensão" mencionado por Durkheim (ver Introdução) — enquanto várias pessoas tentavam realizar os exercícios sem o relaxamento interior, a percepção sensorial e o controle muscular necessários. O que mais me impressionou é que ninguém nos corrigiu. O impulso de ascensão tornou-se ainda mais evidente quando o instrutor nos pediu que praticássemos a respiração pulmonar, primeiro através de uma narina e depois da outra. Enquanto prosseguíamos tentando realizar esses exercícios de *pranayama*

durante o retiro, com pouca melhora visível dessas tensões, percebi que o instrutor havia generosamente superestimado a capacidade de vários dos alunos ao sugerir essa prática. Hoje, eu diria simplesmente que ele não nos preparou adequadamente para que pudéssemos levar a cabo tais exercícios de modo benéfico; ele não dedicou tempo suficiente para ajudar-nos a aprender a respiração natural.

61 *Awaken Healing Light*, pp. 173-74.

62 Em *Awaken Healing Light* (pp. 245-46), Chia analisa diversas formas de proteger o plexo solar.

A DOUTRINA DA FLOR DE OURO

Versão e comentários de

MOKUSEN MIYUKI

A Doutrina da Flor de Ouro é o único texto básico chinês para a prática da meditação taoísta até hoje traduzido para uma língua do Ocidente.

Esta edição, que transcreve a versão e os comentários do sábio taoísta moderno Mokusen Miyuki, reproduz o texto integral do original chinês, possibilitando pela primeira vez o acesso dos leitores ocidentais aos ensinamentos de sábios chineses como Lao-Tzu e Chuang-Tzu.

EDITORA PENSAMENTO

TAO – O CURSO DO RIO

Alan Watts – com a colaboração de
Al Chung-Liang Huang

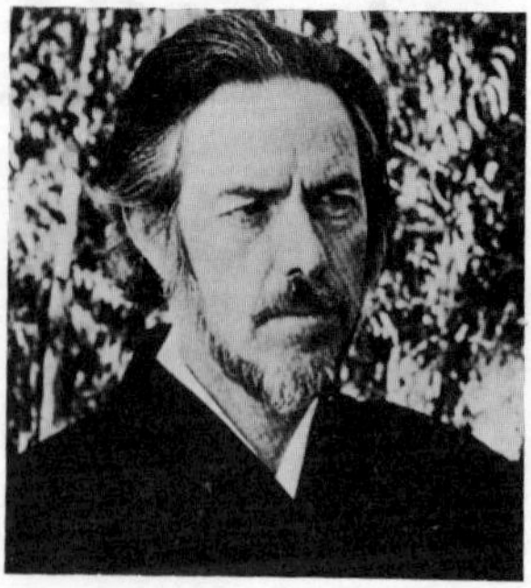

"... a relação do Tao com o mundo é a de um rio que desce o vale em direção ao oceano."

Lao Tzu

Ao longo dos últimos anos, graças a seus inúmeros livros, Alan Watts ficou conhecido como um dos filósofos mais curiosos e não-convencionais do nosso tempo. Autor de mais de uma dezena de obras sobre filosofia comparada e religião, também se tornou conhecido nos Estados Unidos e fora dele como professor e conferencista. Especializando-se na interpretação do pensamento oriental para ocidentais, neste seu último livro, completado depois da sua morte por seu amigo e colaborador Al Chung-Liang Huang, Alan Watts ergueu o véu acadêmico que tantas vezes obscurece o Tao.

O Tao – o caminho da cooperação do homem com o curso ou fluxo do mundo natural – foi concebido e explicado pela primeira vez por filósofos e místicos chineses nos séculos IV e V. Convencido de que o Taoísmo tem enorme importância para o homem do século XX, Alan Watts recorreu aos antigos escritos de Lao Tzu, de Chuang-Tzu e de Kuang-Tzu, bem como aos modernos estudos de Joseph Needham, de Arthur Waley e de Lin Yutang, e conseguiu transmitir neste trabalho, definido por ele como "um livro de alegrias e surpresas", o modo como ele próprio vivenciava e praticava o Tao no dia-a-dia.

O texto é ricamente ilustrado com exemplos de caligrafia chinesa e pela caligrafia adicional de Lee Chih-Chang.

* * *

De Alan Watts, a Editora Pensamento já publicou *O Espírito do Zen*, *O Zen e o Misticismo Espiritual*, *O Significado da Felicidade* e o *Zen e a Experiência Mística.*

EDITORA PENSAMENTO

O LIVRO DO CAMINHO PERFEITO

Tao té ching

LAO TSÉ

Há versos do *Tao té ching* que lembram o clarão rápido e ofuscante do raio. Numa fração de segundo, apanhamos a sua mensagem, que de tão cristalina que é, dispensa o comentário prolongado: "Quando não valorizamos os artigos difíceis de obter, estamos impedindo que sejam roubados." (. . .) Quando o ouro e o jade enchem um salão, seus donos não poderão manter a segurança." (. . .) "Quando a riqueza e as honrarias conduzem à arrogância, decerto o mal virá logo a seguir."

E, como o raio, estes versos trarão consigo o ruído do trovão, conduzindo-nos à reflexão demorada. No entanto, alguns dos seus versos, inapreensíveis de imediato, não poderão prescindir da explicação do Dr. Murillo Nunes de Azevedo, monge budista e tradutor vigoroso. Assim, em versos como "Suavizai o corte/Desfazei os nós/Diminuí o brilho", encaixa-se, com perfeição, a lição breve e sagaz de MNA ("Os nós e o 'corte' referem-se às dificuldades que criamos, às situações insolúveis, porque estão cheias de nós. O 'corte' é a supressão constante do intelecto, do raciocínio lógico, que decepa o que é uno. O 'brilho' decorre do polimento produzido pelo conhecimento livresco, adquirido quando o homem passa a brilhar com o fulgor das citações, da repetição mecânica do que foi dito por outros, mas por trás disso não possui profundidade."), cujo nome, de ora em diante, estará ligado a*O Livro do Caminho Perfeito*, que Lao Tsé, segundo se sabe, teria escrito durante um pernoite, por solicitação de um guarda de fronteira. A tradição se esqueceu do nome daquele funcionário, espantado com a figura ímpar dum velhote de barbicha montado num boi, e que se mudava de cidade porque as misérias do Mundo e, particularmente, as coisas da administração local, eram de arrepiar caminho. Foi uma grande sorte para nós todos que aquele guarda se lembrasse de pedir ao filósofo um resumo da sua sabedoria, porque o *Tao té ching,* como o leitor estudioso logo irá dar-se conta, inclui, numas poucas páginas, uma Metafísica, uma Moral e uma Política.

EDITORA PENSAMENTO

CHUANG TZU — ESCRITOS BÁSICOS

Chuang Tzu foi um pensador de vanguarda, representante da corrente taoísta do pensamento chinês. Usando parábolas e anedotas, alegorias e paradoxos, ele divulgou as idéias primitivas do que se transformaria, posteriormente, na Escola Taoísta. O ponto central dessa crença é que o homem só pode obter a verdadeira felicidade e ser realmente livre se for capaz de compreender o Tao — o Caminho da Natureza — e de permanecer em sua unidade.

A obra de Chuang Tzu não é considerada apenas pela sua profundidade filosófica; ela figura entre os mais preciosos textos da literatura chinesa. Para Chuang Tzu, os maiores bens da humanidade são a harmonia e a liberdade, que podem ser encontradas seguindo-se espontaneamente o fluxo da natureza.

Espirituoso e criativo, enriquecido com fantasias brilhantes, usando de modo brincalhão tanto os personagens mitológicos como os históricos — sem excetuar Confúcio — o livro que traz o nome de Chuang Tzu figura há séculos entre os livros preferidos pelos chineses.

Esta tradução, baseada na versão inglesa dos escritos básicos de Chuang Tzu, feita por Burton Watson, foi preparada originalmente para o programa de traduções dos clássicos orientais do "Columbia College".

EDITORA CULTRIX

A Força Curativa da Respiração

MARIETTA TILL

Sem alento não há vida! Podemos viver um bom tempo sem alimento, mas só alguns minutos sem respirar. Todos sabemos disso. Poucos, porém, sabem que respirar pode significar muito mais do que deixar que o corpo absorva o ar de que necessita. Poucos sabem que a respiração representa um importante elo de ligação entre o corpo e o espírito, e que exerce uma profunda influência sobre o evento psicossomático.

Este livro prático contém exercícios respiratórios que são o resultado de um trabalho de muitos anos com pessoas sadias e doentes. Os exercícios são ordenados segundo seus efeitos e seu grau de dificuldade. Provenientes do caminho hindu do ioga, só agora ressurgem, depois do longo tempo de subnutrição espiritual e de orientação puramente materialista que o mundo ocidental teve de atravessar. Eles irão ajudar o leitor na preservação da sua saúde, assim como no combate às mais variadas moléstias do corpo e às perturbações psíquicas, como a angústia e a depressão.

Discípula de Thornwald Dethlefsen, de quem a Editora Pensamento publicou *O Desafio do Destino*, a autora, experiente instrutora de ioga, explica o melhor modo de utilizar a força da sugestão como um elemento essencial da terapia respiratória, com vistas a conseguir um saudável relaxamento, um mergulho dentro de si mesmo e a ampliação da consciência, tornando assim a respiração uma fonte de harmonia entre o espírito e o corpo.

EDITORA PENSAMENTO

HARA — O Centro Vital do Homem
Karlfried Graf Dürckheim

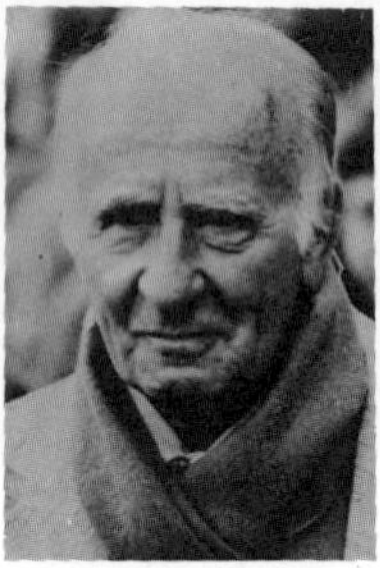

Nas discussões atuais sobre o corpo e a alma surge uma nova voz que deve ser ouvida por todos os que se dedicam à análise dos problemas da humanidade com vista à sua evolução: Karlfried Dürckheim, com seu livro *Hara — O Centro vital do Homem.*

O conceito de Dürckheim sobre o ser humano transcende a distinção entre corpo e alma no contexto de um "indivíduo" destinado a manifestar o Ser divino na vida material e que pode ser ajudado a cumprir esse destino com exercícios mais avançados do que os que costumam ser propostos pela medicina e pela psicologia tradicionais.

Em japonês, *Hara* não significa apenas "barriga" no sentido anatômico do termo, mas contém um significado existencial. Só quem consegue concentrar a gravidade no centro do corpo físico e preservá-la aí tem a chance de amadurecer; e, como pessoa madura, esse ser humano pode transcender o eterno "morrer e renascer" implícito nas leis básicas da vida. Hara não significa "algo físico", nem tampouco "algo espiritual". Hara *é* o ser humano centrado na unidade original. Quem tem Hara demonstra-o com o aumento de sua força vital e com sua maior capacidade de suportar o sofrimento.

Ao mesmo tempo, o Hara serve de elo de ligação entre o Eu sobrenatural, ou divino, e o Eu comum do homem, entre a "experiência religiosa" da unidade original e sua manifestação real no mundo. O conhecimento do Hara é uma das pérolas da sabedoria oriental, mas seu significado humano tem alcance universal.

Karlfried Dürckheim, catedrático de Psicologia e Filosofia na Universidade de Kiel, Alemanha, dedica a segunda parte do seu livro a exercícios práticos para a obtenção do Hara. A introdução de exercícios como parte da grande terapia existencial é uma novidade e atende amplamente às necessidades manifestadas pelo homem moderno.

EDITORA PENSAMENTO